"十四五"国家重点出版物出版规划项目

国医大师李今庸医学全集

清代素问五书编笺

李今庸　编著

学苑出版社

图书在版编目（CIP）数据

清代素问五书编笺/李今庸编著. —北京：学苑出版社，2024.3
（国医大师李今庸医学全集）
ISBN 978-7-5077-6889-3

Ⅰ.①清… Ⅱ.①李… Ⅲ.①《素问》-研究 Ⅳ.①R221.1

中国国家版本馆 CIP 数据核字（2024）第 038664 号

责任编辑：黄小龙

文字编辑：宋 铮

出版发行：学苑出版社

社 址：北京市丰台区南方庄 2 号院 1 号楼

邮政编码：100079

网 址：www.book001.com

电子邮箱：xueyuanpress@163.com

联系电话：010－67601101（营销部）、010－67603091（总编室）

印 刷 厂：北京兰星球彩色印刷有限公司

开本尺寸：710 mm×1000 mm 1/16

印 张：10.25

字 数：151 千字

版 次：2024 年 3 月第 1 版

印 次：2024 年 3 月第 1 次印刷

定 价：78.00 元

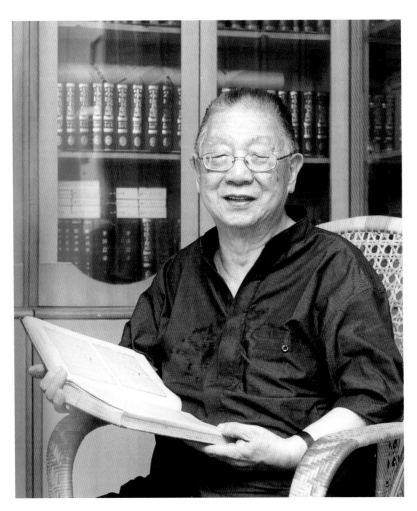

　　李今庸（1925年10月22日—2022年4月27日），湖北枣阳市人，当代著名中医学家，中医教育学家，湖北中医药大学终身教授，国医大师，国家中医药管理局评定的第一批全国老中医药专家学术经验继承工作指导老师。

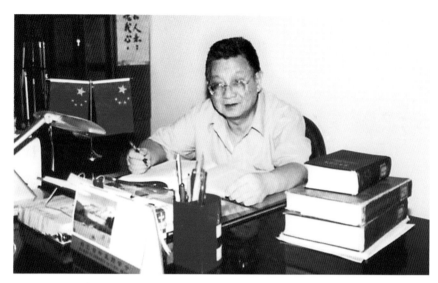

李今庸教授主持湖北省中医药学会工作20余年

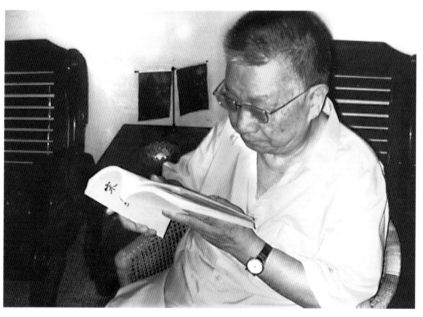

李今庸教授在研读史书

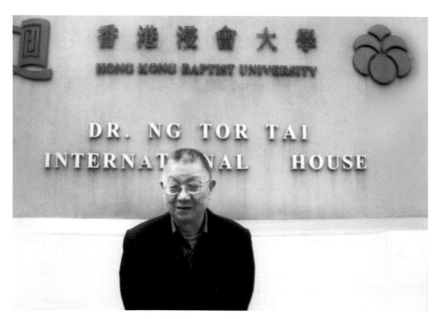

李今庸教授在香港浸会大学讲学期间留影

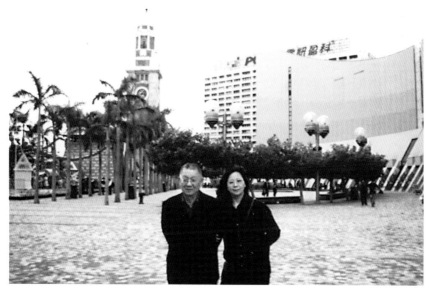

李今庸教授在香港讲学期间与女儿李琳合影

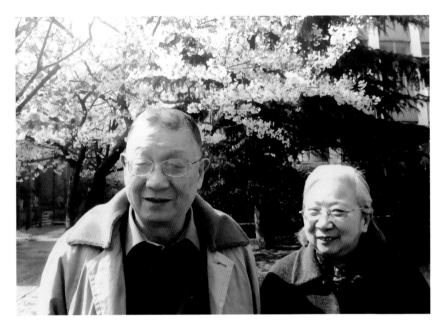

李今庸教授与夫人齐立秀合影

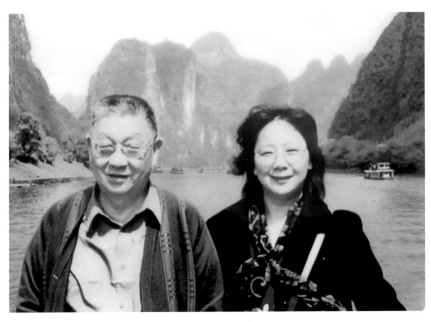

李今庸教授与女儿李琳合影

中国的长期封建社会中，创造了灿烂的古代文化。清理古代文化的发展过程，剔除其封建性的糟粕，吸收其民主性的精华，是发展民族新文化提高民族自信心的必要条件；但是决不能无批判地兼收並蓄。

摘自《新民主主义论》

李今庸教授书法（一）

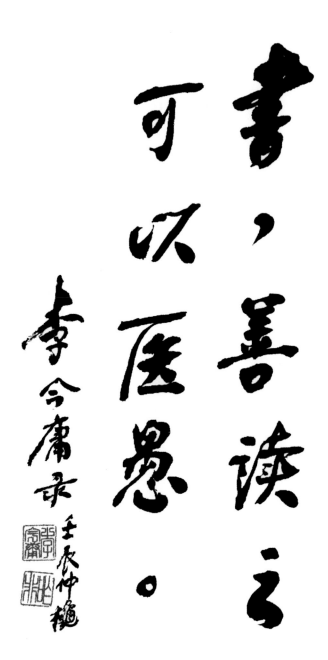

书，善读之可以医愚。

李今庸录 壬辰仲秋

李今庸教授书法（二）

富於筆墨窮於命
老去鬚眉壯在心
李今庸書
乙卯初冬

李今庸教授书法（三）

鞠躬厥职，岂能尽如人意；

渴谋斯任，但求无愧我心。

李今庸教授书法（四）

通古博今研岐黄　精勤不倦育桃李

（代总序）

李今庸先生，字昨非，1925 年出生于湖北省枣阳市唐家店镇一个世医之家。今庸之名取自《三字经》："中不偏，庸不易。"意为立定志向，矢志不移，永不改易。昨非，语出陶渊明《归去来兮辞》："实迷途其未远，觉今是而昨非。"含有不断修正自己错误认识的意思。书斋曰莲花书屋，义出周敦颐《爱莲说》："出淤泥而不染，濯清涟而不妖。"李今庸先生平生行止，诚如斯言。《孟子·滕文公章句上》说："舜何人也，予何人也，有为者亦若是。"他把这句话作为座右铭。

李今庸先生从医 80 载，执教 62 年，在漫长的医教研生涯中积累了宝贵的治学经验。其治学之道，建造了弟子成才的阶梯，是后学登堂入室的通途。听其教、守其道、恭其行者，多能登堂入室，攀登高峰。

博学强志　医教研优

李今庸先生 7 岁入私塾读书，开始攻读《论语》《孟子》《大学》《中庸》《礼记》等儒家经典，他博闻强志，日记千言，常过目成诵。1938 年随父学医，兼修文学，先后研读《黄帝内经》《针灸甲乙经》《难经》《伤寒论》《金匮要略》《脉经》《诸病源候论》《千金要方》《千金翼方》《外台秘要》《神农本草经》等，随后其父又命其继续攻读历代各家论著和各科著作，并指导他阅读《毛诗序》《周易》《尚书》等书。对于《黄帝内经》，他大约只用了一年的时间，即将其内容烂熟于心。现在只要提到《黄帝内经》的某一内容，他都能不假思索明确无误地给你指出，本段内容是在《素问》或《灵枢》的某一篇，所以被人们誉为"《内经》王""活字典"。

1961 年，时任湖北中医学院副院长的蒋立庵先生，将一本《江汉论坛》杂志给了李今庸先生。他认真阅读后，敏锐地意识到蒋老是希望他掌握校勘训诂学的知识，以便有效地研究整理古典医籍。从20世纪60年代初开始，他先后阅读了大量有关古代小学类书籍。通过认真阅读《说文解字》《说文解字注》《说文通训定声》《说文解字义证》《说文解字注笺》等，他对许学相当熟悉，又广泛阅读了雅学、韵书以及与小学有关的书籍。从此，他掌握了治学之道，并以此助推医教之道。

一般而言，做学问应具备三个条件：一为深厚的家学，二为名师指点，三为个人勤奋。这三点李今庸先生都具备了，所以先生才有了今天的成就。

李今庸先生在1987年到1999年间，先后被中国中医研究院（现中国中医科学院）研究生部、张仲景国医大学、长春中医学院（现长春中医药大学）等单位聘为客座教授和临床教授，为这些单位的中医药人才培养做出了贡献。1991年5月被确认为第一批全国老中医药专家学术经验继承工作指导老师，同年获国务院政府特殊津贴；1999年被中华中医药学会授予全国十大"国医楷模"称号；2002年获"中医药学术最高成就奖"；2006年获中华中医药学会"中医药传承特别贡献奖"；2011年被国家中医药管理局确定为全国名老中医药专家传承工作室建设项目专家；2013年1月被国家中医药管理局确定为首批中医药传承博士后合作导师，为国家培养中医药高层次人才。

校勘医典　著作等身

李今庸先生在治学上锲而不舍，勇攀高峰，正所谓"路漫漫其修远兮，吾将上下而求索"。他在20世纪60年代就步入了校勘医典这条漫长而又崎岖的治学之路。在这方面他着力最勤，费神最深，几乎是举毕生之力。他曾说道：首先要善于发现古书中的问题，然后对所发现的问题进行深入研究考证，并搜集大量的古代文献加以证实。当写成文章时，又必须考虑所选用文献的排列先后，使层次分明，说明透彻，让人易于读懂。如此每写一篇文章，头痛数日不已，然而他仍乐此不疲。虽是辛苦，然也获得了丰硕的成果。经一番整理后，不仅使这些古籍中的文字义理畅达，而且其医学理论也明白易晓，从而使千百年的疑窦涣然冰释，实有功于后学。

李今庸先生首创以治经学方法研究古典医籍。他将清朝乾嘉时期所兴起的治经学方法，引入到古医籍的研究整理之中。他依据训诂学、校勘学、音韵学、古文字学的基本原理，以及方言学、历史学、古文献学、考古学和历代避讳规律等相关知识，结合中医药学理论和临床实际经验，对古医书中的疑难问题进行了深入研究。对古医书中有问题的内容，则采用多者刊之、脱者补之、隐者彰之、错者正之、难者考之、疑者存之的方法，细心疏爬。他治学态度严谨，一言之取舍必有据，一说之弃留必合理。其研究所涉及的范围相当广泛，如《素问》《灵枢》《难经》《甲乙经》《太素》《伤寒论》《金匮要略》《神农本草经》《肘后方》《新修本草》《千金要方》《千金翼方》《马王堆汉墓帛书》以及周秦两汉典籍中有关医学的内容。每有得则笔之以文，其研究的千古疑难问题多达数百处。从 20 世纪 50 年代末至现在，他发表了诸如"析疑""揭疑""考释""考义"类文章 200 多篇。2008 年，他在外地休养的时候，凭记忆又搜集了古医书中疑难之处 88 条；同时，还从《吕氏春秋》高诱训解的文字中，总结出声转可通的文字 121 例，其中部分内容现已整理成文，由此可见先生对古医籍疏爬之勤。

设帐杏坛　传道授业

李今庸先生执教已 62 个春秋，在中医教育学上，开创和建立了两门中医经典学科（《黄帝内经》《金匮要略》）。他先后长期系统性地给师资班、西学中班、本科生、研究生等各类不同层次学生讲授《金匮要略》《黄帝内经》《难经》及《中医学基础》等课程。自 1978 年开始，又在全国中医界率先开展《内经》专业研究生教育。同时，李今庸先生还担任北京中医两院（中国中医研究院、北京中医学院）研究生班《金匮要略》授课老师。1973 年起，李今庸先生受邀赴原北京中医学院、原上海中医学院讲授《中医学基础》；1978 年起，并先后赴辽宁、广西、上海等地的中医药院校讲授《黄帝内经》《金匮要略》等经典课程。

李今庸先生非常重视教材建设。1958 年，他首先在原湖北中医学院筹建金匮（内科）教研组，并担任组长，其间独立编写了《金匮讲义》，作为本院本科专业使用。1963 年独立编写了全国中医学院第二版试用教材《金匮要略讲义》，从而将《金匮》这一学科推向了全国；1973 年，为适应社会上的需求，对该书稍作润色，作为全国中医学院第三版试用教材再版发行。1960 年，担任《内经》教研组组长，独立编写了《医经选讲义》《内经讲义》（原文），供湖北中医学院本科专业使用；1961 年，独立编写了《难经选读》《黄帝内经素问讲义》（原文），供湖北中医学院本科专业、西医学习中医班使用；1962 年，独立编写了中医学院讲义《内经》（蓝本）；1963 年，赴江西庐山参加了全国中医学院第二版试用教材《内经讲义》的审稿定稿。1974、1976 年分别协编全国中医学院教材《中医学基础》；1977、1979 年，主编《内经选编》《内经选读》，作为原湖北中医学院中医研究生班前期课程中的《内经》试用教材，并亦供中医本科专业使用，该教材受到全国《内经》教师的好评；1978 年，参与编著高等中医药院校教学参考丛书《内经》；1982 年主编高等中医药院校本科生、研究生两用教材《黄帝内经选读》，1987 年为光明中医函授大学编写出版了《金匮要略讲解》。几十年来，李今庸先生为中医药院校教材建设，倾注了满腔心血。

李今庸先生注重师资队伍建设。先生在主持原湖北中医学院内经教研室工作时，非常重视对教师的培养。1981 年，他在教研室提出了"知识非博不能返约，非深不能至精"的思想。他要求教师养成"读书习惯和写作习惯"。为配合教师读书方便，他在教研室创建了图书资料库室，收藏各类图书 800 余册，并随时对教师的学习情况进行督促检查。1983 年，他组织主持教研室教师编写刊印了《黄帝内经索引》；同时，他又组织主持教研室教师编写了《新编黄帝内经纲目》，作为本院及部分兄弟院校《内经》专业研究生学位使用教材。通过编辑书籍及教学参考资料，提高教师的专业水平。在对教师的使用上，尽量做到人尽其才，才尽其用。通过十几年坚持不懈努力，现已培养出一批较高素质的中医药教师队伍。

在半个多世纪的中医药教学生涯中，先生主张择人而教、因材施教，注重传授真知和问答教学。他要求学生学习中医时必须树立辩证唯物主义和历史唯物主义思维方式，将不同时代形成的医学著作和理论体系置于特定历史时代背景中研究，重视经典著作教学和学生临床实践。1962 年，先生辅导高级西医离职学习中医班集体写作《从藏府学说看祖国医学的理论体系》一文，全文刊登于《光明日报》，并被《人民日报》摘要登载、《中医杂志》全文收载，在全国产生了很大影响。

扎根一线　累起沉疴

李今庸先生在80年的医疗实践中，形成了独特的医疗风格、完整的临床医学思想，积累了大量的临床经验。其一，形成了完整的临床医学指导思想，即坚持辩证历史唯物主义思想指导下的"辨证论治"；其二，独创个人临床医疗经验病证证型治疗分类580余种，著有《李今庸临床经验辑要》《中国百年百名中医临床家丛书·李今庸》《李今庸医案医论精华》等临床著作。

李今庸先生通晓中医内外妇儿及五官各科，尤长于治疗内科和妇科疾病。在80年的临床实践中，他在内伤杂病的补泻运用上形成了自己独特的风格，即泻重痰瘀，补主脾肾。脾肾两藏，一为后天之本，一为先天之本，是人体精气的主要来源。二藏荣则一身俱荣，二藏损则一身俱损。因此，在治虚损证时，补主脾肾。在临床运用中，具体又有所侧重，小儿重脾胃，老人重脾肾，妇女重肝肾。慢性久病，津血易滞，痰瘀易生，痰瘀互结互病，易成窠囊。他对于此类病证的治疗是泻重痰瘀，或治其痰，或泻其瘀，或痰瘀同治。他临床经验丰富，辨证准确，用药精良，常出奇兵以制胜，其经验可见于《国医大师李今庸医学全集》中。

李今庸先生非常强调临床实践对理论的依赖性，他常说："治病如同打仗一样，没有一定的医学理论做指导，就不可能进行正确的医疗活动。"如1954年长江流域发大水，遭受特大洪涝灾害之时，奔赴一线的李今庸"抗洪抢险防病治病"工作队，以中医理论为指导，运用中药枯矾等，成功控制住了即将暴发的急性传染性消化道疾病；再如一壮年男子，突发前阴上缩，疼痛难忍，呼叫不已，李今庸先生据《素问·厥论》"前阴者，宗筋之所聚"，《素问·痿论》"阳明者，五藏六府之海，主润宗筋"的理论，为之针刺足阳明经之归来穴，留针10分钟，病愈，后数十年未再发，此案正印证了其善于以经典理论对临床的指导运用。李老常言："方不在大，对证则效；药不在贵，中病即灵。"

从1976年起，李老应邀赴北京、上海、南京、南宁、福州、香港、韩国大田等多地讲学，传授临床经验，深入开展中外学术交流。

振兴中医　奔走疾呼

李今庸先生作为一代中医药思想家，从未停止过对中医药学理论、临床、教育的反复深入思考。1982年、1984年，他两次同全国十余名中医药专家联名上书党中央、国务院，建议成立国家中医药管理总局，加强党对中医药事业的领导，受到中央领导重视和采纳。1986 年国务院批示，1988 年，国家中医药管理局挂牌成立。其后，又积极支持组建中医药专业出版社。1989 年，中国中医药出版社成立。2003 年，向党中央和国务院领导写信陈述中医药学优越性和东方医学特色，建议制定保护和发展中医药的法规，同年，国务院颁布《中华人民共和国中医药条例》。

李老在担任湖北省政协常委及教科文卫体委员会副主任期间，深入基层考察调研，写了大量提案及信函建议。在湖北省第五届政协会议上，提出"请求省委、省政府批准和积极筹建'湖北省中医管理局'，以振兴我省中医药事业"等提案。2006 年，湖北省中医药管理局成立。

1980 年、1983 年等分别向省委、省政府致信建议召开李时珍学术会议，成立李时珍研究会，开展相关研究，为在全国范围内形成纪念李时珍学术活动氛围奠定了坚实根基。

1986 年李老当选为湖北省中医药学会理事长。此后，主持湖北省中医药学会工作长达二十余年。组织举行"鄂港澳台国际学术交流大会""国际传统医学大会"等各种大型中医药学术研讨会和国际学术交流会议。其间，连续数年主编有《湖北中医药信息》《中医药文化有关资料选编》等。

近年来，李老对中医药学术发展方向继续进行深入思考与研究。认为中西医学不能互相取代，只能在发展的基础上取长补短，必须努力促使西医中国化、中医现代化，先后撰写和发表了《论中医药学理论体系的构成和意义》《发扬中医药学特色和优势提高民族自信心和自豪感》《试论我国"天人合一"思想的产生及中医药文化的思想特征》《中医药学应以东方文化的面貌走向现代化》《关于中西医结合与中医药现代化的思考》《略论中医学史和发展前景》等文章。

今将李今庸先生历年写作刊印、出版和未出版的各种学术著作，集中起来编辑整理，勒成一部总集，定名为《国医大师李今庸医学全集》，予以出版，一则是彰显李老半个多世纪以来，在中医药学术上所取得的具有系统性和创造性的重要成就，二则是为中医药学的传承留下一份丰厚的学术遗产。

李今庸先生历年写作并刊印和出版的各种著作数十部，附列如下（以年代先后为序）：

《金匮讲义》，李今庸编著，原湖北中医学院中医专业本科生用教材。1959 年，内部油印。

《中医学概论》，李今庸编著，原湖北中医学院中医专业本科生用教材。1959 年，内部刊印。

《内科学讲义》，李今庸编著，原湖北中医学院中医专业本科生用教材。1960 年 1 月，内部刊印。

《医经选讲义》，李今庸编著，原湖北中医学院中医专业本科生用教材。1960 年，内部刊印。

《内经讲义》，李今庸编著，原湖北中医学院中医专业本科生用教材。1960 年，内部刊印。

《难经选读》，李今庸编著，原湖北中医学院中医专业本科生用教材。1961 年，内部刊印。

《黄帝内经素问讲义》，李今庸编著，原湖北中医学院中医专业本科生用、高级西医离职学习中医班用教材，1961 年，内部刊印。

《内经》（蓝本），李今庸编著，原中医学院讲义，中医专业本科生用教材，1962 年 4 月，内部刊印。

《金匮要略讲义》（蓝本），李今庸编著，原中医学院讲义，中医专业本科生用教材，1963 年 4 月，内部刊印。

《金匮要略讲义》，李今庸编著，全国中医学院中医专业本科生用第二版统一教材。1963 年 9 月，上海科学技术出版社出版。

《中医概论》，李今庸编著，原湖北中医学院中医专业本科生用教材，1965 年 9 月，内部刊印。

《内经教学参考资料》，李今庸编著，原湖北中医学院中医专业教学参考用书。1965 年 12 月，内部刊印。

《中医学基础》，李今庸编著，原湖北中医学院中医专业用教材。1971 年，内部铅印。

《金匮要略释义》，李今庸编著，中医临床参考丛书，全国中医学院西医学习中医者、中医专业用第三版统一教材。1973 年 9 月，上海科学技术出版社出版。

《内经选编》，李今庸编著，原湖北中医学院中医专业用教材，1973 年，内部刊印。

《中医基础学》，李今庸编著，原湖北中医学院中医专业本科生用教材。1974年，内部刊印。

《内经选编》，李今庸编著，原湖北中医学院中医专业本科生及研究生前期用教材，1977年，内部刊印。

《内经选读》，李今庸主编，原湖北中医学院中医专业本科生及研究生前期用教材。1979年5月，内部刊印。

《黄帝内经选读》，李今庸主编，原湖北中医学院中医专业本科生、研究生两用教材。1982年，内部刊印。

《内经函授辅导资料》，李今庸主编，原湖北中医学院中医专业函授辅导教材。1982年，内部刊印。

《读医心得》，李今庸著，研究中医古典著作中理论部分的学术专著。1982年4月，上海科学技术出版社出版。

《中医学辩证法简论》，李今庸主编，全国中医院校教学教材参考用书。1983年1月，山西人民出版社出版。

《黄帝内经索引》，李今庸主编，原湖北中医学院中医《内经》专业教学参考用书。1983年12月，内部刊印。

《读古医书随笔》，李今庸著，运用考据学知识和方法研究古典医籍的学术专著。1984年6月，人民卫生出版社出版。

《金匮要略讲解》，李今庸著，全国高等中医函授教材。1987年5月，光明日报出版社出版，后由人民卫生出版社于2008年更名为《李今庸金匮要略讲稿》再版。

《新编黄帝内经纲目》，李今庸主编，中医内经专业研究生学位教材，以及西医学习中医者教学参考用书。1988年11月，上海科学技术出版社出版。

《奇治外用方》，李今庸编著，运用现代思想和通俗语言，对中医药古今奇治外用方治给予整理的专著。1993年1月，中国中医药出版社出版。

《湖北医学史稿》，李今庸主编，是整理和研究湖北地方医学史事的专门著作。1993年5月，湖北科学技术出版社出版。

《李今庸临床经验辑要》，李今庸著，作者集数十年临床医疗实践之学术思想和临证经验的总结专著。1998年1月，中国医药科技出版社出版。

《古代医事编注》，李今庸编著，选录了古代著名典籍笔记中关于中医药医事史料文献而编注的人文著作。1999年，内部手稿。

《中华自然疗法图解》，李今庸主编，刮痧疗法、按摩疗法、针灸疗法和天然药食疗法等中医自然疗法治病图解的专著。2001年1月，湖北科学技术出版社出版。

《中国百年百名中医临床家丛书·李今庸》，李今庸著，作者集多年临床学术经验之专著。2002 年 4 月，中国中医药出版社出版。

《中医药学发展方向研究》，李今庸著，研究中医药学发展方向的专著。2002年 9 月，内部刊印。

《古医书研究》，李今庸著，继《读古医书随笔》之后，再以校勘学、训诂学、音韵学、古文字学、方言学、历史学以及古代避讳知识等，研究考证中医古典著作的学术专著。2003 年 4 月，中国中医药出版社出版。

《中医药治疗非典型传染性肺炎》，李今庸编著，选用报刊上有关中医药治疗"非典"（严重急性呼吸综合征）的内容，集而成册。2003 年 8 月，内部刊印。

《汉字、教育、中医药文化资料选编》（1—6 编），李今庸编著，选用报刊上发表的有关文字文化、教育和中医药文化资料而汇编的专门集册。2003—2009 年，内部刊印。

《舌耕馀话》，李今庸著，作者在兼任政协等多项社会职务期间，从事中医药事业的医政医事专门著作。2004 年 10 月，中国中医药出版社出版。

《古籍录语》，李今庸编著，选录古代典籍中关于启迪思想，予人智慧，为人道德之锦句名言而编著的人文专著。2006 年 8 月，内部刊印。

《李今庸医案医论精华》，李今庸著，作者临床验案精选和中医学术问题研究的专著。2009 年 4 月，北京科学技术出版社出版。

《李今庸中医科学理论研究》，李今庸著，中医科学基础理论体系和基本学术思想研究的专著。2015 年 1 月，中国中医药出版社出版。

《李今庸黄帝内经考义》，李今庸著，作者历半个世纪对《黄帝内经》疑难问题研究的学术专著。2015 年 1 月，中国中医药出版社出版。

《李今庸临床用方集粹》，李今庸著，是收集荟萃作者数十年临床医疗经验用方的专著。2015 年 1 月，中国中医药出版社出版。

《李今庸读古医书札记》，李今庸著，辑作者历年来在全国各地刊物上发表的关于古典医籍和古典文献的考释、考义、揭疑、析疑类文章的学术著作。2015 年 4月，科学出版社出版。

《李今庸特色疗法》，李今庸主编，整理和总结了具有中医学特色的穴敷疗法、艾灸疗法、拔罐疗法、耳穴贴压法等治疗病证的专著。2015 年 4 月，科学出版社出版。

《李今庸经典医教与临床研究》，李今庸著，作者集中医经典教学和经典性临床研究的教研专著。2016 年 1 月，科学出版社出版。

《李今庸医惑辨识与经典讲析》，李今庸著，对有关经典医籍、医学疑问的解疑辨惑及经典著作课堂讲解分析的学术专著。2016 年 1 月，科学出版社出版。

《李今庸临床医论医话》，李今庸著，作者关于中医临床的医学论述和医语医话的学术专著。2017 年 3 月，中国中医药出版社出版。

《李今庸中医思考·读医心得》，李今庸著，作者独立思考中医药学实质和中医药学术发展方向性研究的学术专著。2018 年 3 月，学苑出版社出版。

《续古医书研究》，李今庸著，为《古医书研究》续笔，再以开创性的中医治经学方法继续研究中医古典著作之学术力作。

另有待出版著作（略）。

李琳　湖北中医药大学
2018 年 5 月 1 日

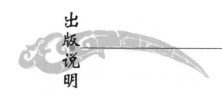

出版说明

　　本书系国医大师李今庸教授多年前留下的文稿。其内容是将清代文人学者关于《素问》的研究，选辑了五篇著作，即胡澍《黄帝内经素问校义》、俞樾《读书余录·内经素问》、张文虎《舒艺室续笔·内经素问》、孙诒让《札迻·素问王冰注》、于鬯《香草续校书·内经素问》，按照《黄帝内经·素问》原篇原文之序，加以整合编次，按注成笺，突出层次和重点，以反映清代文人学者研究《素问》的校诂成就，以及编著者的学术思想。书后附录有清代沈彤《释骨》清刻本影印，合之成册公开出版，以供《内经》研究爱好者阅读之。

李琳

2023 年 8 月 15 日

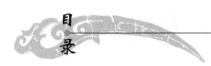

清代素问五书编笺

上古天真论篇第一

一、昔在黄帝，生而神灵，弱而能言，幼而徇齐，长而敦敏，成而登天。

樾谨按："成而登天"，谓登天位也。《易·明夷传》曰："初登于天，照四国也。"可证此经"登天"之义，故下文即云"乃问于天师"，"乃"者，承上之词，见黄帝既登为帝，乃发此问也。王冰注"白日升天"之说，初非经意。

二、乃问于天师曰。

邕按："天师"当是黄帝时官名。岐伯为天师之官，故称天师。古谓官为师，如《左·昭十七年传》所称"云师""火师""水师""龙师""鸟师"皆是。彼云："黄帝氏以云纪，故为云师而云名。"天师或即云师之别称欤！且如彼《传》言，少皞"纪于鸟，为鸟师而鸟名"，而有五鸠、五雉、九扈之官，则不必定出鸟字。然则以云纪者，何必定出云字耶？天、云一也。《著至教论》以后，黄帝又与雷公语，而见于他籍者，黄帝之臣又有风后、雷公。风后亦殆官名（姓风名后之说，不必得实），雷、风、云亦一也。天师犹雷公、风后矣。《灵枢·寿夭刚柔》篇《忧患无言》篇《通天》篇并载"黄帝问于少师"，少师盖天师之副。然则天师者，太师也。少师之为官名尤显，则天师之为官益验。《六节藏象论》云："岐伯曰：'此上帝所秘，先师传之。'"先师者，盖先岐伯为天师者也。（《移精变气论》云："先师之所传也，上古使僦贷季理色脉而通神明。"故《六节论》王注云："先师，岐伯祖之师僦贷季。"又引《八素经·序》云："天师对黄帝曰：'我于僦贷季理色脉已三世矣。'"彼天师亦岐伯，僦贷季盖先岐伯为天师也。《灵枢·百病始注》篇云："黄帝曰：'余固不能数，故问先师，愿卒闻其道。'"此先师即称岐伯，或是天师之误。）

三、人将失之邪？

"今时之人，年半百而动作皆衰者，时世异邪？人将失之邪？"

澍按："人将失之邪"，当作"将人失之邪"。下文曰："人年老而无子者，材力尽邪，将天数然也？"（"也"与"邪"，古字通。《大戴礼·五帝德》篇："请问黄帝者人邪，抑非人邪？"《乐记正义》引，"邪"作"也"。《史记·张仪传》："此公孙衍所谓邪。"《秦策》："邪"作"也"。《淮南·精神》篇："其以我为此拘拘邪。"《庄子·大宗师》篇，"邪"作"也"，是也。上句用"邪"而下句用"也"者，书传中多有之。《昭二十六年》（《左传》）："不知天之弃鲁邪，抑鲁君有罪于鬼神，故及此也？"《史记·淮南衡山传》："公以为吴兴兵是邪，非也。"《货殖传》："岂所谓素封者邪，非也？是也？"）《征四失论》曰："子年少智未及邪，将言以杂合邪？"与此文同一例。"将"，犹抑也。"时世异邪，将人失之邪？"谓"时世异邪，抑人失之邪？""材力尽邪，将天数然也？"谓"材力尽邪，抑天数然邪？""子年少智未及邪，将言以杂合邪？"谓"子年少智未及邪，抑言以杂合邪？"注以"将"为"且"，失之。《楚策》曰："先生老悖乎，将以为楚国祆祥乎？"《汉书·龚遂传》曰："今欲使臣胜之邪，将安之也？"（"也"与"邪"通。）《楚辞·卜居》曰："吾宁悃悃款款朴以忠乎？将送往劳来斯无穷乎？宁诛锄草茅以力耕乎？将游大人以成名乎？"以上"将"字，亦并为词之"抑"。

四、食饮有节，起居有常，不妄作劳。

"上古之人，其知道者，法于阴阳，和于术数，食饮有节，起居有常，不妄作劳，故能形与神俱，而尽终其天年，度百岁乃去。"

"食饮有节"三句，林校曰："按全元起注本云：'饮食有常节，起居有常度，不妄不作。'《太素》同。"

澍按：全本、杨本是也。"作"与"诈"同，（《月令》："毋或作为淫巧，以荡上心。"郑注曰："今《月令》'作为'为'诈伪'。"《荀子·大略》篇曰："蓝苴路作，似知而非。""作"亦"诈"字。）"法于阴阳，和于术数"，相对为文，"饮食有常节，起居有常度"，相对为文；"不妄"与"不作"，相对为文。（《征四失论》："饮食之失节，起居之过度。"又曰："妄言作名。"亦以"节""度""妄""作"对文。）"作"古读若"胙"，上与"者""数""度"为韵，下与"俱""去"为韵。王氏改"饮食有常节，起居有常度"，"为食饮有节，起居有常"，则句法虚实不对。改"不妄不作"，为"不妄作劳"，是误读"作"为"作为"之"作"（杨上善《太素》注误同。），而以"作劳"连文，殊不成义，既乖经旨，又昧古人属词之法，且使有韵之文，不能谐读，一举而三失随之，甚矣。古书之不可轻改也。

五、食饮有节，起居有常。

宋高保衡、林亿等《新校正》本引全元起注云："饮食有常节，起居有常度。"

樾谨按：经文本作"食饮有节，起居有度"。故释之曰"有常节""有常度"。若如今本，则与全氏注不合矣。且上文云："法于阴阳，和于术数"，此文"度"字本与"数"字为韵，今作"有常"，则失其韵矣。盖即因全氏注文有"常"字而误入正文，遂夺去"度"字。

六、醉以入房

邑按："醉以"疑本作"以醉"。"以醉入房"，与上文"以酒为浆""以妄为常"，下文"以欲竭其精""以耗散其真"，五"以"字皆冠句首，文法一律，倒作"醉以"，则失例矣。《腹中论》及《灵枢·邪气藏府病形》篇并有"若醉入房"语，则"醉入房"三字连文，正有可证。下文林亿等《新校正》（林亿、孙奇、高保衡等奉敕校正《内经》，书中校语皆标"新校正云"，而《三部九候论》中独有标"臣亿等"者。按：此书既奉敕校正，自合标"臣亿等"为是，且校语首皆著一"详"字，"臣亿等详"云云，文义极顺，今诸标"新校正"者，当悉系重刻本改易，《三部论》中则改易未尽者耳。顾观光彼校谓"臣亿等"三字当作"新校正云"四字，未察也。）引《甲乙经》"耗"作"好"，（今《甲乙经·动作失度》篇亦作"耗"，当属后人据《素问》改。凡今本《甲乙经》辄不同林校所引。而转与《素问》合者，当悉据林校订。）胡澍《内经素问校义》云"以耗散其真"，与"以欲竭其精"句义不对，则皇甫本作好，是也。"好"读"嗜好"之"好"，"好"亦欲也。凡经传言"嗜好"即嗜欲，言"好恶"即欲恶。《孟子·告子》篇"所欲有甚于生者"，《中论·夭寿》篇作"所好"，《荀子·不苟》篇"欲利而不为所非"，《韩诗外传》作"好"，俞荫甫太史《读书余录》亦谓作'好'者是。邑按："好""耗"一声之转，王冰本作"耗"，盖亦当读"耗"为"好"，而次注云（王氏注《素问》移易篇第，故称次注。）"轻用曰耗"则失之矣。"酒"也，"妄"也，"醉"也，"欲"也，"好"也五字皆读逗，文法亦一律。

七、以妄为常。

王注："寡于信也。"

按：自"以酒为浆"下五句，皆与上"饮食有节，起居有常，不妄作劳"反对。此"妄"字即上"不妄作劳"之"妄"，训为"寡信"，殊迂阔。

八、以耗散其真。

"以耗散其真，以欲竭其精。"

林校曰：按《甲乙经》"耗"作"好"。

澍按："以耗散其真"与"以欲竭其精"，句义不对，则皇甫本，作"好"是也。"好"读"嗜好"之"好"，"好"亦"欲"也。（凡经传言"嗜好"，即"嗜欲"，言"好恶"，即"欲恶"。《孟子·告子》篇"所欲有甚于生者"；《中论·夭寿》篇，作"所好"；《荀子·不苟》篇："欲利而不为所非。"《韩诗·外传》作"好利"。）作"耗"者，声之误耳。王注，谓"轻用曰耗"，乃臆说，不可通。

九、以欲竭其精，以耗散其精。

《新校正》之《甲乙经》"耗"作"好"。

樾谨按：作"好"者是也。"好"与"欲"义相近，《孟子·离娄》篇："所欲有甚于生者"，《中论·夭寿》篇作"所好……"，《荀子·不苟》篇"欲利而不为所非"，《韩诗外传》作"好利……"。是"好"即"欲"也。"以欲竭其精""以好散其真"两句，文异而义同。今作"以耗散其真"，则语意不伦矣。王注曰"乐色曰欲，轻用曰耗"，是其所据本已误也。

十、不时御神。

不时御神，不知持满。林校曰："按别本，'时'作'解'。"

澍按："时"字是，"解"字非也。时，善也。"不时御神"，谓不善御神也。《小雅·頍弁》篇："尔殽既时。"《毛传》曰："时，善也。"《广雅》同。"解"与"时"，形声均不相近，无缘致误，亦无由得通，盖后人不明"时"字之训，而妄改之。且"善"亦有"解"义，《学记》："相观而善之谓摩。"《正义》曰："善，犹解也。"是也，愈不必改为"解"矣。

十一、夫上古圣人之教下也，皆谓之。

林校曰："按全元起注本云：'上古圣人之教也，下皆为之。'《太素》《千金》同。杨上善云：'上古圣人使人行者，身先行之，为不言之教，不言之教，胜有言之教，故下百姓仿行者众，故曰：'下皆为之。'"

澍按：全本杨本孙本及杨说是也。"夫上古圣人之教也"句，"下皆为之"句。"下皆为之"，言"下皆化之"也。《书·梓材》："厥乱为民。"《论衡·效力》篇引作"厥率化民。"是"为"即"化"也。王本作"谓"者，"为"之借字耳。《僖五年》（《左传》）曰："一之谓甚，其可再乎？"《六微旨大论》曰："升已而降，降者谓天，降已而升，升者谓地。"《昭元年》传曰："此之谓多矣，若能少此，吾何以得见。"《十年》传曰："佻之谓甚矣，而壹用之。"《二十一年》传曰："登之谓甚，吾又重之。"《周语》曰："守府之谓多，胡可兴也。"《晋语》曰："八年之谓多矣，何以能久。"《大戴礼·少间》篇曰："何谓其不同也。"（此从元本。《楚策》曰："人皆以谓公不善于富挚。"《管子·霸言》篇曰："故贵为天子，富有天下，而我不谓贪者。"）《韩诗外传》曰："王欲用女，何谓辞之？"又曰："何谓而泣也。"《淮南·人间》篇曰："国危而不安，患结而不解。何谓贵智？"《列女传·仁智传》曰："知此谓谁。"《新序·杂事》篇曰："何谓至于此也？"《汉书·文帝纪》曰："是谓本末者，无以异也。"以上并以"谓"为"为"，"为"与"谓"，一声之转，故二字往往通用。《说苑·君道》篇："则何为不具官乎？"《晏子春秋·问》篇"为"作"谓"；《吕氏春秋·精谕》篇："胡为不可。"《淮南·道应》篇"为"作"谓"。《文子·微明》篇："居知所为。"《淮南·人间》篇，"为"作"谓"。（此从道藏本）《汉书·高帝纪》："郦食其为里监门。"《英布传》："胡为废上计而出下计？"《史记》"为"并作"谓"，正如《素问》"下皆为之"。而王氏所据本，"为"字作"谓"，盖假借，皆主乎声，语辞之"为"通作"谓"，行为之"为"通作"谓"，作为之"为"通作"谓"，故化为之"为"亦通作"谓"。王氏不达，误以"谓"为告谓之"谓"，乃升"下"字于上句"也"字之上，以"上古圣人之教下也"为句，"皆谓之"，三字下，属为句，失其旨矣。

十二、夫上古圣人之教下也，皆谓之虚邪贼风，避之有时。

按：此三句与上下文全不相涉，下《四气调神大论》云："贼风数至。"《生气通天论》云："虽有贼邪，弗能害也。"又云："故风者，百病之始也。"《金匮真言论》云："八风发邪，以为经风，触五藏，邪气乃发。"乃言风邪之理，或是彼篇错简。然文气不接，恐尚有脱文。

十三、恬憺虚无。

"恬淡"，元熊宗立本、明道藏本，均作"恬憺"。

澍按：《一切经音义·十六》引《苍颉》篇曰："憺，恬也。"是"憺"与"憺"同，（"憺"之为"憺"，犹"澹"之为"淡"。《文选·潘安仁金谷集诗》："绿池汎淡淡。"李善曰："淡与澹同。"）然"释音"作"恬憺"，则宋本本作"恬憺"。《阴阳应象大论》："乐恬憺之能。"（藏本作"恬憺"，"憺"亦与"澹"同。《淮南·俶真》篇注："憺，定也。"《后汉书·冯衍传》注："澹，定也。""澹"与"淡"同。故《淮南·泰族》篇："静漠恬憺。"其字亦作"淡"。）《移精变气论》："此恬憺之世。"亦并作"恬憺"。

十四、其民故曰朴。

故美其食，任其服，乐其俗，高下不相慕，其民故曰朴。林校曰："按别本'曰'作'日'。"（宋本"曰"上衍"云"字，今据熊本藏本删。）

澍按："曰"字义不可通，别本作"日"是也。"日"与《孟子·

尽心》篇"民日迁义"之"日"同义，言其民故日以朴也。作"曰"者，形似之误，《大戴礼·曾子天圆》篇："故火日外景而金水内景。"《淮南·天文》篇"日"作"曰"，误与此同。

十五、太冲脉盛。

《新校正》云：全元起注及《太素》《甲乙经》俱作"伏冲"，下"太冲"同。

樾谨按：汉人书"太"字或作"伏"，汉太尉公墓中画像有"伏尉公"字，《隶续》云："字书有'伏'字，与'大'同音。"此碑所云'伏尉公'，盖是用'伏'为'大'，即'大尉公'也。然则全本及《太素》《甲乙经》当作"伏冲"，即"太冲"也。后人不识"伏"字，加点作"伏"，遂成异字。恐学者疑惑，故具论之。

十六、月事以时下。

注："所以谓之月事者，平和之气，常以三旬而一见也。"

按：此注仍未醒豁，当云"阴法月，月盈则亏，故月事以时下"。

十七、发始堕。发堕。须眉堕。

"五七阳明脉衰，面始焦，发始堕。"又下文曰："五八，肾气衰，发堕，齿槁。"《长刺节论》曰："病大风，骨节重，须眉堕。"（熊本藏本作"墯"。）王于"堕"字均无注。

澍按："堕"本作"髻"，《说文》：髻，发堕也。"髻"字通作"堕"，"堕"之为言秃也。《墨子·修身》篇："华发堕颠，而犹弗舍。""堕颠"即秃顶，今俗语犹然。发秃谓之堕，须眉秃谓之堕，毛羽秃谓之髡。（《文选·江赋》："产髡积羽。"李善曰："'髡'与'髡'同。"引《字书》："髡，落毛也。"郭璞《方言》注曰："髻，毛物渐落去之名。") 角秃谓之随。(《吕氏春秋·至忠》篇:"荆庄哀王,猎于云梦,射随兕中之。") 尾秃谓之橢。(《淮南·说山》篇:"髡屯犁牛,既科以橢。"高诱曰:"科无角,橢无尾。") 草木叶秃谓之堕。(《脉解》篇:"草木毕落而堕。"《大元穷》:"次四:士不知,木科橢。"范望曰:"科橢,枝叶不布。") 声义并同也。

十八、此虽有子,男不过尽八八,女不过尽七七。

帝曰:"有其年已老而有子者,何也?"岐伯曰:"此其天寿过度,气脉常通,而肾气有余也,此虽有子,男不过尽八八,女不过尽七七,而天地之精气皆竭矣。"王注:"此虽有子三句曰,虽老而生子,子寿亦不能过天癸之数。"

澍按:此谬说也,详岐伯之对,谓年老虽亦有子者,然大要生子常期,男子在八八以前,女子在七七以前,故曰:"此虽有子,男不过尽八八,女不过尽七七,而天地之精气皆竭矣。""男不过尽八八"之"男",即承上文之丈夫而言;"女不过尽七七"之"女",即承上文之女子而言,并非谓年老者所生之子,何得云"子寿亦不过天癸之数"乎?且老年之子,必不寿,亦无是理。

十九、真人。

余闻上古有真人者,提挈天地,把握阴阳。王注曰:"真人谓成道之人也。"

澍按:注义泛而不切,且"成"与"全"义相因,无以别于下文"淳德全道"之"至人"。

今按:"真人"谓"化人"也,《说文》曰:"真,仙人变形而登天也,从匕(匕即化之本字),从目从乚。八,所乘载也。"是其义矣。

二十、此其道生。

注：“惟至道生，乃能如是。”

按：经文四字，文不成义，当有缺误，注乃强解。

二十一、至人。

中古之时，有至人者，淳德全道。王注曰：“全其至道，故曰至人。”林校引杨上善曰：“积精全神，能至于德，故称至人。”

澍按：杨王二注，皆望下文生义，不思下文言“淳德全道”，不言“至德至道”，殆失之矣。

今按：至者大也。《尔雅》曰：“晊，大也。”郭璞作“至”。《释文》曰：“晊本又作至。”《易·象传》曰：“大哉乾元，至哉坤元。”郑注《哀公问》曰：“至矣，言至大也。”高诱注《秦策》曰：“至，犹大也。”注《吕氏春秋·求人》篇曰：“至，大也。”是至人者，大人也。《乾·文言》曰：“夫大人者，与天地合其德。”与此文“有至人者，淳德全道”，意义相似。《庄子·天下》篇曰：“不离于真，谓之至人。”“不离于真”，犹下文言“亦归于真人”也，故居真人之次。《论语》曰：“畏大人，畏圣人之言。”故在圣人之上。

四气调神大论篇第二

二十二、春三月，此为发陈。

王注云："春阳上升，气潜发散，生育庶物，陈其姿容，故曰发陈也。"又《五常政大论》篇云："发生之纪，是谓启敕。"注云："物乘木气以发生，而启陈其容质也。敕，古'陈'字。"

按：《针解》篇云："苑陈则除之者，出恶血也。"注云："陈，久也。"此"陈"义与彼同。"发陈""启陈"，皆谓启发久故，更生新者也。王注失其义。《月令》郑注《引明堂目令》云："仲秋，九门磔攘，以发陈气。"

二十三、使志若伏若匿，若有私意，若己有得。

熊本藏本，"若匿"作"若匪"。注云："今详'匪'字当作'匿'。"

澍按：高诱注《吕氏春秋·论人》篇曰："匿，犹伏也。"经以"匿"与"伏"并举，又与"意得"相韵，（意，古或读若亿。《论语·先进》篇："亿则屡中。"《汉书·货殖传》"亿"作"意"。《明夷象传》："获心意也。"与"食""则""得""息""国""则"为韵。《管子·戒》篇："身在草茅之中，而无摄意。"与"惑""色"为韵。《吕氏春秋·重言》篇："将以定志意也。"与"翼""则"为韵，《楚辞·天问》："何所意焉。"与"极"为韵。秦《之罘刻石》文："承顺圣意。"与"德""服""极""则""式"为韵。）其为"匿"字无疑。王注《生气通天论》，引此亦作"匿"，尤其明证也。作"匪"者，乃北宋以后的误本，何以明之？"匿"与"匪"，草书相似，故"匿"误为"匪"，一也；宋本正作"匿"，《生气通天论》注引同，则今详"匪"字当作"匿"之注，其非王注可知，二也；今详上无《新校正》三字，又非林校可知，三也；盖南宋时有此作"匪"之本，读者旁"记今详匪当作匿"七字，传写错入注内，而熊本藏本，遂并沿其误耳。

又按："若有私意"当本作"若私有意"，写者误倒也。《春释繁露·循天之道》篇曰："心之所之谓意。"郑注《王制》曰："意，思念也。""若私有意"谓"若私有所念"也。己，亦私也。郑注《特牲馈食礼》记曰："私臣自己所辟除者。"注《有司彻》曰："私人家臣，已所自谒除也。"注《曲礼下》曰："私行谓以己事也。"注《聘义》曰："私觌，私以己礼觌主国之君。"是"己"犹"私"也。"若己有得"谓"若私有所得"也。"若私有意""若己有得"，相对为文。若如今本则句法参差不协矣，《生气通天论》注所引亦误。

"若有私意"，当作"若私有意"，是也。"私"不必解作"己"，引郑义尚牵强。按"若私有意"申上"若伏"，"若己有得"申上"若匿"。伏者初无所有而动于中，故曰"私有意"；匿者已为所有而居于内，故曰"己有得"。（赵之谦附记。）

二十四、使气呕夺。

橄谨按："夺"即今"脱"字。王注以"迫夺"说之，非是。

二十五、名木。

则名木多死，王注曰："名谓名果珍木。"

澍按：注未达"名"字之义。名，大也。名木，木之大者。（《五常政大论》："则名木不荣。"《气交变大论》："名木苍凋。"《六元正纪大论》："名木上焦。""木"旧误作"草"，辨见本条。《至真要大论》：

"名木敛生。")"名木"皆谓"大木",古或谓"大"为"名","大木"谓之"名木","大山"谓之"名山",(《中山经》曰:"天下名山,五千三百七十,盖其余小山甚众不足数云。"《礼器》:"因名山升中于天。"郑注曰:"名,犹大也。"高诱注:《淮南·地形》篇亦曰:"名山,大山也。")"大川"谓之"名川",(《庄子·天下》篇曰:"名川三百,支川三千,小者无数。")"大都"谓之"名都",(《秦策》:"王不如因而赂一名都。"高诱曰:"名,大也。"《魏策》曰:"大县数百,名都数十。")"大器"谓之"名器",(《杂记》:"凡宗庙之器,其名者成则衅之以豭豚。"郑注曰:"宗庙名器,谓尊彝之属。"《正义》曰:"若作名者,成则衅之,若细者,成则不衅。")"大鱼"谓之"名鱼",(《鲁语》:"取名鱼。"《韦昭》曰:"名鱼,大鱼也。")其义一也。

二十六、不施则名木多死。

樾谨按:名木,犹"大木"也。《礼记·礼器》篇:"因名山升中于天",郑注曰:"名,犹'大'也。"王注以"名果珍木"说之,未得"名"字之义。

二十七、故身无奇病。

唯圣人从之,故身无奇病。

澍按:此言圣人顺于天地四时之道,故身无病,无取于奇病也。王注训"奇病"为"他疾",亦非其义,"奇"当为"苛",字形相似而误。"苛"亦病也,古人自有复语耳。字本作"疴",《说文》:"疴,病也。"引《五行传》曰:"时即有口疴。"或作"痾"。《广雅》:"痾,病也。"《洪范五行传》:"时则有下体生上之痾。"郑注曰:"痾,病也。"通作"苛"。《吕氏春秋·审时》篇:"身无苛殃。"高诱曰:"苛,病。"《至真要大论》曰:"夫阴阳之气,清静则生化治,动则苛疾起。"《管子·小问》篇曰："除君苛疾。""苛疾"，即"苛病"也。（"疾"与"病"，析言则异，浑言则通。）下文"故阴阳四时者，万物之终始也，死生之本也。逆之则灾害生，从之则苛疾不起，是谓得道。"上承此文而言，则"奇病"之当作"苛病"明矣。"苛疾"与"灾害"对举，则"苛"亦为病明矣。王注于本篇之"苛疾"曰："苛者重也。"于《至真要大论》之"苛疾"曰："苛，重也。"不知此所谓"苛疾"与《生气通天论》，"虽有大风苛毒"、《六元正纪大论》"暴过不生，苛疾不起"之"苛"异义，（《六元正纪大论》注："苛，重也。"）彼以"苛毒"与"大风"相对，与"暴过"相对，此则"苛疾"与"灾害"对，与"生化"对，文变而义自殊，言各有当，混而一之，则通于彼者，必阂于此矣。

二十八、肺气焦满。

林校曰："按'焦满'，全元起本作'进满'，《甲乙》《太素》作'焦满'。"

澍按：作"焦"者是也，全本作"进"乃形似之讹，"焦"与《痿论》"肺热叶焦"之"焦"同义，"满"与《痹论》"肺痹者烦满"之"满"同义。王注以"焦"为上焦，"肺气上焦满"，颇为不辞，"焦满"与下"浊沉"对文，若"焦"为上焦，则与下文不对，且上焦亦不得但言焦，斯为谬矣。

二十九、逆秋气则太阴不收，肺气焦满。

王注曰："焦，谓上焦也。太阴行气，主化上焦。故肺气不收，上焦满也。"

樾谨按：此注非也。经言"焦"，不言"上"，安得臆决为"上焦"乎？"焦"即"焦灼"之"焦"，《礼记·问丧》篇"干肝焦肺"。是其义也。

三十、肾气独沉。

林校曰："详'独沉'《太素》作'沉浊'。"（藏本作独。）

澍按："独"与"浊"，古字通。《秋官序》："官壶涿氏。"郑司农注："独读为浊。"又《蝈氏》疏："独音与涿相近。"书亦或为"浊"，然则"独沉""沉浊"，义得两通。

三十一、逆冬气则少阴不藏，肾气独沉。

樾谨按："独"当为"浊"字之误也。肾气言"浊"，犹上文肺气言"焦"矣。《新校正》云："'独沉'《太素》作'沉浊'。"其文虽到，而字正作"浊"，可据以订正今本"独"字之误。

三十二、道者，圣人行之，愚者佩之。

王注曰："愚者性守于迷，故佩服而已。"

樾谨按：王注非也。佩，当为"倍"，《释名·释衣服》曰："佩，倍也。"《荀子·大略》篇："一佩易之"，杨倞注曰："佩或为倍。"是"佩"与"倍"声近义通。"倍"，犹"背"也。《昭二十六年·左传》："倍奸齐盟"。《孟子·滕文公》篇："师死而遂倍之。"倍，并与"背"同。"圣人行之，愚者倍之"，谓圣人行道而愚民倍道也。下文云："从阴阳则生，逆之则死，从之则治，逆之则乱"，曰"从"曰"逆"，正分承"圣人""愚者"而言，"行之"故"从"，"倍之"故"逆"也。王注泥本字为说，未达假借之旨。

三十三、愚者佩之。

道者圣人行之，愚者佩之。

澍按："佩"读为"倍"，《说文》："倍，反也。"《荀子·大略》篇："教而不称师谓之倍。"杨倞注曰："倍者，反逆之名也。"字或作

"偝"（见《访记》《投壶》。）、作"背"，（经典通以"背"为"倍"。）"圣人行之，愚者佩之"，谓圣人行道，愚者倍道也。"行"与"倍"，正相反，故下遂云，"从阴阳则生，逆之则死，从之则治，逆之则乱"，"从"与"逆"，亦相反，"从"即行，（《广雅》："从，行也。"）"逆"即倍也，（见上《荀子》注。）"佩"与"倍"，古同声而通用。《释名》曰："佩，倍也。"言其非一物，有倍贰也，是古同声之证。《荀子·大略》篇："一佩易之。"注曰："佩，或为倍。"是古通用之证，王注谓："圣人心合于道，故勤而行之，愚者性守于迷，故佩服而已。"此不得其解，而曲为之说。古人之文恒多假借，不求诸声音而索之字画，宜其诘鞠为病矣。

生气通天论篇第三

三十四、其气九州九窍五藏十二节，皆通乎天气。

王注曰："外布九州而内应九窍，故云九州九窍也。"

樾谨按：九窍与九州初不相应。如王氏说将耳目口鼻各应一州能晰言之乎？今按"九窍"二字实为衍文，"九州"即"九窍"也。《尔雅·释兽》篇："白州驠。"郭注曰："州，窍。"《北山经》："伦山有兽如麋，其川在尾上。"郭注曰："川，窍也。""川"即"州"字之误。是古谓"窍"为"州"。此云"九州"，不必更言"九窍"。"九窍"二字，疑即古注之误入正文者。味王注云云，似旧有"九州，九窍也"之说，而王氏申说之如此，此即可推其致误之由矣。《六节藏象论》与此同误。

三十五、传精神。

故圣人传精神，服天气而通神明。

澍按："传"字义不可通。王注谓"精神可传，惟圣人得道者乃能尔"，亦不解所谓。"传"当为"抟"字之误也，（"搏"与"傅""搏""博"相似，故或误为"傅"，或误为"搏"，或误为"博"，并见下。）"传"（傅）与"专"（專）同，言圣人精神专一不旁骛也，（《征四时论》曰："精神不专。"）《宝命全形论》曰："神无营于众物。"义与此相近。古书"专"一字多作"抟"。《系辞传》："其静也专。"《释文》曰："专，陆作抟。"《左传·昭公二十五年》："若琴瑟之专一。"《释文》曰："专，本作抟。"《史记·秦始皇纪》："抟心揖志。"《索隐》曰:"抟古专字。"《管子·立政》篇曰:"一道路,抟出入。"《幼官》篇:"抟一纯固。"(今本"抟"并讹作"博"。)《内业》篇曰:"能抟乎,能一乎。"(今本"抟"讹作"博"。)《荀子·儒效》篇曰:"亿万之众而抟若一人。"(今本"抟"亦讹作"博"。)《吕氏春秋·适音》篇:耳不收则不抟。高注曰:"不抟,入不专一也。"皆其证。

三十六、故圣人传精神。

王注曰:"夫精神可传,惟圣人得道者乃能尔。"

樾谨按:王注非也。传,读为"抟",聚也。抟聚其精神,即《上古天真论》所谓"精神不散"也。《管子·内业》篇:"抟气如神,万物备存。"尹知章注:"抟,谓结聚也。"与此文语意相近。作"传"者,古字通用。

三十七、因于寒,欲如运枢,起居如惊,神气乃浮。

注:"言因天之寒,当深居周密,如枢纽之内动。"

按:此下"因于寒""因于暑""因于湿""因于气",皆言病源;"欲如运枢"云云,乃各项病状。林亿引全注本作"连枢",云"阳气定如连枢者,动系也"。盖谓寒气收敛,阳为所束,故不能适意,则劳扰不安,而神气不得静也。王本误"连"为"运",而强为之说,非经意也。"欲"字疑误,详全注当作"动"字。

三十八、因于暑汗烦则喘喝。

邙按:"汗"字盖衍,下文云"汗出而散",则因于暑者正取于汗,何得云"汗烦则喘喝"乎?盖即涉彼而衍也。且"汗烦"二字本无义,如王注云:"病因于暑,则当汗泄,不为发表,邪热内攻,中外俱热,故烦躁喘数，大呵而出其声。"则又读"汗"一字句，与下文义且病复矣。抑无此文法也。烦则喘喝，与下文"静则多言"句各四字，文本整齐，读"汗"一字句，不如迳删"汗"字直捷。（吴崐注本掇上文"因于寒"三字，又掇下文"体若燔炭，汗出而散"八字，都十一字并为一条，此在文上，更张太甚。）"

三十九、因于湿，首如裹。

澍按：此言病因于湿，头如蒙物不瞭了耳。注蒙上文为说，谓表热为病，当汗泄之反湿，其首若湿物裹之，则是谓病不因于湿邪之侵，而成于医工之误矣，且表热而湿其首，从古无此治法。王氏盖见下文有"因而饱食"云云，"因而大饮"云云，"因而强力"云云，相因为病，遂于此处之"因于寒"，"因于暑"，"因于湿"，"因于气"（气为热气说见下条），亦相因作解，故有此谬说，不思彼文言因，而自是相因之病。此言因于则寒暑湿热，各有所因，本不相蒙，何可比而同之乎？前后注相承为说皆误，而此注尤甚，故特辨之。

四十、因于气，为肿。

澍按：此"气"指热气而言。上云寒暑湿，此若泛言气，则与上文不类，故知"气"谓热气也，《阴阳应象大论》曰："热胜则肿。"本篇下注引《正理论》曰："热之所过，则为痈肿。"故曰："因于气，为肿。"

四十一、阳气者，烦劳则张，精绝。

樾谨按："张"字之上夺"筋"字。"筋张""精绝"，两文相对，今夺"筋"字，则义不明，王注曰："筋脉胀张，精气竭绝。"是其所据本未夺也。

四十二、精绝辟积于夏，使人煎厥。

彭按："精绝"下疑脱"而"字。精绝而辟积于下，使人煎，与下文云"气绝而血菀于上，（高世栻读上句"形"字断，与此上句"张"字断亦一例）使人薄厥"同一句法，脱"而"字则不成句矣。

四十三、溃溃乎若坏都。

彭按："都"字盖本作"陼"。"陼""都"二字篆文从"𠂤"从"邑"各异，而隶书同作'阝'，但分别在左、右耳。移"陼"左旁在右，即成"都"字。然二字并谐"者"声，论假借之例，亦无不通。《说文·𠂤部》云："陼，如渚者陼丘，水中高者也。"《字通》作"渚"。《诗·江有汜》篇《毛传》云："渚，小洲也。"盖渚者水中高地之名，坏之则水溢，故下文云："汩汩乎不可止。"王注不诠发"都"字之义。然注文已作"都"，则其本似已误，而如高世栻《内经素问直解》云："若国都之败坏也。"望文生义，坐小学之疏。

四十四、汗出偏沮。

汗出偏沮，使人偏枯。王注曰："夫人之身，常偏汗出而润湿者，（宋本作"湿润"，此从熊本、藏本。）久之偏枯，半身不随。"林校曰："按'沮'，《千金》作'祖'，全元起本作'恒'。"

澍按：王本并注是也。《一切经音义》卷十引《仓颉》篇曰："沮，渐也。"《广雅》曰："沮，润渐洳湿也。"《魏风》："彼汾沮洳。"《毛传》曰："沮洳，其渐洳者。"《王制》："山川沮泽。"何氏《隐义》曰："沮泽，下湿地也。"是"沮"为润湿之象。曩澍在西安县署见侯官林某，每动作饮食，左体汗泄，濡润透衣，虽冬月犹尔，正如经注所云。则经文本作"沮"字无疑，且"沮"与"枯"，为韵也。孙本作"祖"，乃偏旁之讹，（《说文》古文"示"作"𥘅"，与篆书"巛"字相似，故"沮"误为"祖"。）全本作"恒"，则全体俱误矣。（"沮"

之左畔讹从心，《小雅·采薇正义》，引郑氏《易》注：所谓古书篆作立心与水相近者也。其右畔讹作"亘"，"亘"与"且"，今字亦相近，故合为讹而为"恒"。）

四十五、高梁之变，足生大丁。

王注曰："所以丁生于足者，四支为诸阳之本也。"

樾谨按：王注非也。如其说则手亦可生，何必足乎？《新校正》云："丁生之处，不常于足，盖谓膏粱之变，饶生大丁，非偏著足也。"是以"足"为"饶足"之"足"，义亦迂曲。"足"疑"是"字之误，上云"乃生痤痹"，此云"是生大丁"，语意一律。"是"误为"足"，于是语词而释以实义，遂滋曲说矣。

四十六、足生大丁。

高梁之变，足生大丁。王注曰："高，膏也；梁，粱也。"（宋本，作"粱也"，从熊本、藏本）"膏粱之人，内多滞热，皮厚肉密，故肉变为丁矣。""所以丁生于足者，四肢为诸阳之本也。"林校曰："丁生之处，不常于足，盖谓膏粱之变，饶生大丁，非偏著足也。"

澍按：林氏驳注"丁生不常于足"是矣，其云"足生大丁"，为"饶生大丁"，辞意鄙倍，殊觉未安。"足"当作"是"字之误也。（《荀子·礼论》篇："不法礼，不是礼，谓之无方之民；法礼，是礼，谓之有方之士。"今本"是"并讹作"足"。）"是"，犹则也。（《尔雅》："是，则也。""是"为"法则"之"则"，故又为语辞之"则"，《大戴礼·王言》篇："教定是正矣。"《家语·王言》解作"政教定，则本正矣"。《郑语》："若更君而周训之，是易取也。"韦昭曰："更以君道导之则易取。"）言"膏粱之变，则生大丁"也。

四十七、乃生大偻。

邑按："偻"即下文"陷脉为瘘"之"瘘"字，"瘘"正字，"偻"借字也。此用"偻"字，下文用"瘘"字，文异义同之例，古书多有之。王注不知"偻"之即"瘘"，而云"形容偻俯"，则"生"字何义？玩一"生"字，即知"偻"之即"瘘"矣。此言"大瘘"，下文止言"瘘"，不言"大"，则陷脉者乃生"小瘘"也，于义初不复。

四十八、俞气化薄，传为善畏。

邑按："传"字疑即涉"薄"字形近而衍。"为善畏"与下文"为惊骇"偶语，著一"传"字，义不可解。观王注云："言若寒中于背俞之气，变化入深而薄于藏府者，则善为恐畏，及发为惊骇也。"绝不及"传"字之义，可见王本无"传"字，是"传"为衍文之证。

四十九、故阳气者，一日而主外。

樾谨按：上文云"是故阳因而上，卫外者也"，下文云"阳者，卫外而为固也"。是阳气固主外，然云"一日而主外"，则义不可通。"主外"，疑"生死"二字之误。下文云："平旦人气生，日中而阳气隆，日西而阳气已虚，气门乃闭。"虽言"生"，不言"死"，然既有生，即有死。阳气生于平旦，则是日西气虚之后已为死气也，故云"阳气者，一日而生死"。"生"与"主"，"死"与"外"，并形似而误。

五十、则脉流薄，疾并乃狂。

邑按：此似当读"薄"字句。"流薄"者，言脉象也。盖谓脉见流荡虚薄之象，生疾不一，并合之，乃成狂疾也。王注云："薄疾，谓极虚而急数也。"读"疾"字句，殆非。且"急数"不当言"流"，"流"义与"急数"之义不协，而'并乃狂'句不指所并者何事，亦殊不明。

王训"并"为"盛实",谓"阳并于四支则狂",则亦不应但曰"并乃狂"。至张啸山先生校疑其有脱误字矣,(此据奚方壶所录,未刊入舒艺室续笔)要得其读法未必脱也。《腹中论》云:"须其气并。""疾并"与"气并"字法可例。彼王注正云:"并,谓并合也。"

五十一、春必温病。

冬伤于寒,春必温病。

澍按:"春必温病",于文不顺,写者误倒也,当从《阴阳应象大论》,作"春必病温"。(宋本亦误作"温病",今从熊本、藏本乙正。)《金匮真言论》曰:"故藏于精者,春不病温。"《玉版论要》曰:"病温虚甚,死。"《平人气象论》曰:"尺热曰病温。"《热论》曰:"先夏至日者为病温。"《评热病论》曰:"有病温者,汗出辄复热。"皆作"病温"。

五十二、味过于辛,筋脉沮弛,精神乃央。

王注曰:"央,久也。辛性润泽,散养于筋,故令筋缓脉润,精神长久,何者? 辛补肝也。"《新校正》云:"按此论味过所伤,难作精神长久之解。央,乃'殃'也,古文通用。"

樾谨按:王注固非,《校正》谓是"殃"字义亦未安。央者,尽也。《楚辞·离骚》"时亦犹其未央兮",王逸注曰:"央,尽也。"《九歌》:"烂昭昭兮未央。"注曰:"央,已也。""已"与"尽"同义。精神乃央,言精神乃尽也。

五十三、筋脉沮弛,精神乃央。

味过于辛,筋脉沮弛,精神乃央。王注曰:"沮,润也;弛,缓也;央,久也。辛性润泽,散养于筋,故令筋缓脉润,精神长久,何者？辛补肝也。《藏气法时论》曰："肝欲散，急食辛以散之，用辛补之。'"

澍按：注说非也。"沮弛"之"沮"，与"汗出偏沮"之"沮"异义，彼读平声，此读上声，"沮弛"谓坏废也。《一切经音义》卷一引《三苍》曰："沮，败坏也。"《小雅·小旻》篇："何日斯沮。"《楚辞·九叹》："颜微薰以沮败兮。"《毛传》、王注，并曰："沮，坏也。"《汉书·司马迁传》注曰："沮，毁坏也。"《李陵传》注曰："沮，谓毁坏之。""弛"，本作"弛"。《榖梁传·襄公二十四年》："弛侯。"《荀子·王制》篇："大事殆乎弛。"范宁、杨倞并曰："弛，废也。"或作"弥"。《汉书·文帝纪》："辄弥以利民。"颜注曰："弥，废弥。"《文选·西京赋》："城尉不弥柝。"薛综曰："弥，废也。"本篇上文曰："大筋緛短，小筋弛长，緛短为拘，弛长为痿。""痿"与"废"相近，《刺要论》："肝动则春病，热而筋弛。"注曰："弛，犹纵缓也。"《皮部论》："热多则筋弛骨消。"注曰："弛，缓也。""纵""缓"亦与"废"相近。《广雅》："弥，纵置也。"置，即废也。是"沮弛"为"坏废"也。

林校曰："'央'乃'殃'也，古文通用，如'膏粱'之作'高梁'，'草滋'之作'草滋'之类。"

按：林读"央"为"殃"，得之。汉《无极山碑》："为民来福除央。"《吴仲山碑》："而遭祸央。""殃"并作"央"，即其证。惟未解"殃"字之义。澍谓："殃"亦败坏之意。《广雅》曰："殃，败也。"《月令》曰：冬"藏殃败"。《晋语》曰："吾主以不贿闻于诸侯，今以梗阳之贿殃之，不可。"是"殃"为败坏也。"沮""弛""央"，三字义相近，故经类举之，经意辛味太过，木受金刑，则筋脉为之坏废，精神因而败坏，故曰："味过于辛，筋脉沮弛，精神乃央。""筋脉沮弛"与"形体毁沮""精气弛坏"同意。（"形体毁沮"，《疏五过论》文："精气弛坏"，《汤液醪醴论》文。）"精神乃央"与"高骨乃坏"同意，（高骨乃坏，见上文。）王注所说，大与经旨相背，且此论味过所伤，而注牵涉于辛润、辛散、辛补、之义，斯为谬证矣。

五十四、故藏于精者，春不病温。

邕按："藏"上当脱"冬"字。王注云："此正谓冬不按跷，则精气伏藏。"盖王本此"冬"字尚未脱也。下文云："夏暑汗不出者，秋成风疟。"此"冬"字与彼"夏"字为对，脱去则句法亦失类矣。《生气通天论》及《阴阳应象大论》并有"冬伤于寒，春必温病"语，意虽相反，文实相似，则有"冬"字可证。

五十五、合夜至鸡鸣。

邕按："合夜"二字无义。"合"疑"台"字之形误，"台"实"始"字之声借。"始夜"即上文"黄昏"也。上文言"天之阳"，故言"黄昏"，此言"天之阴"，故变"黄昏"为"始夜"。"始夜至鸡鸣"，其语易晓。借"台"为"始"，遂误"台"为"合"，自来注家亦迄无能解"合夜"之义者。

五十六、是以知病之在皮毛也。

藏本无"也"字。

澍按：上文"是以知病之在筋也""是以知病之在脉也""是以知病之在肉也"，下文"是以知病之在骨也"，句末皆有"也"字，不应此句独无，藏本脱。

五十七、生长收藏。

天有四时五行，以生长收藏。熊本、藏本，"生长"作"长生"。

澍按：作"长生"者，误倒也。有生而后有长，不得先言长而后言生。注曰"春生夏长，秋收冬藏，谓四时之生长收藏"，是正文本作生长之明证。下文亦曰："故能以生长收藏，终而复始。"

五十八、春必温病。

熊本、藏本作"春必病温"。

澍按：当从熊本、藏本乙，转说见《生气通天论》。

五十九、在变动为忧。

邲按："忧"（古字为憂）字盖当读为"嗄"（古字为嘎）。心之变动为嗄，与下文言"肺之志为忧"者不同。忧既为肺之志，自不应复为心之变动也。五志为怒、喜、思、忧、恐；五变动为握、忧、哕、咳、慄。一"忧"字既列志科，又列变动科，杂乱甚矣！林《校正》引杨上善云："心之忧在心变动，肺之忧在肺之志，是则肺主于秋，忧为正也；心主于夏，变而生忧也。"此说实曲。如其说，则肝之变动何以言"握"而不言"思"？亦岂不得曰脾主中央，思为正，肝主于春，变而生思邪？而脾之变动当言"恐"，不当言"慄"；肺之变动当言"怒"，不当言"咳"；肾之变动当言"喜"，不当言"慄"矣。至王注"忧可以成务"，尤为望文生义。《玉篇·口部》引《老子》曰："终日号而不嗄。嗄，气逆也。"今《老子·五十五章》作"嘎"。陆释亦云："嗄，气逆也。"《庄子·庚桑楚》篇云："儿子终日嗥而嗌不嗄。"陆释云："嗄，或又作嗳，徐音忧。"是"嗳""嗄"古通用。恐"嗄"即"嗳"之别体。"嗄"训气逆，则与脾之变动为哕，肺之变动为咳，义正相类，（肝之变动为握，或云当读如"呃喔"之"喔"，则义亦近。）是知此'忧'字必'嗄'字之借，与志科之'忧'文同而实异也。

阴阳应象大论篇第五

六十、故曰：天地者，万物之上下也；阴阳者，血气之男女也；左右者，阴阳之道路也；水火者，阴阳之征兆也；阴阳者，万物之能始也。

注云："谓能为变化之生成之元始。"元熊宗立本，明道藏本，"化"下并无"之"字，此衍。林亿《新校正》云："详'天地者，万物之能始'，与《天元纪大论》同，注颇异，彼'无阴阳者血气之男女'一句，又'以金木者，生成之终始'代'阴阳者，万物之能始'。"宋本。

按："阴阳者，血气之男女也"，疑当作"血气者，阴阳之男女也"。盖此章中三句通论阴阳分血气、左右、水火。而总结之云："阴阳者，万物之能始也。""能"者"胎"之借字。《尔雅·释诂》云："胎，始也。"《释文》云："胎，本或作台。"《史记·天官书》"三能"即"三台"。是"胎""台""能"古字并通用。《天元纪大论》专论五运，故无此句，而别"增金木者，生成之终始也"句。二篇文虽相出入，而大旨则异。俞氏据《天元纪大论》改此篇，非也。

六十一、水火者，阴阳之徵兆也。

故曰：天地者，万物之上下也；阴阳者，血气之男女也；左右者，阴阳之道路也；水火者，阴阳之徵兆也；阴阳者，万物之能始也。

澍按："阴阳之徵兆也"，本作"阴阳之兆徵也"。上三句，"下""女""路"，为韵。（"下"，古读若"户"。《召南·采蘋》"宗室牖下"，与"女"韵。《殷其雷》"在南山之下"，与"处"韵。《邶风·击鼓》"于林之下"，与"处马"韵。"凯风""在浚之下"，与"苦"韵。《唐风·采苓》"首阳之下"，与"苦""与"韵。《陈风·宛丘》"宛丘之下"，与"鼓""忧""羽"韵。《东门之枌》"婆娑其下"，与"栩"韵。《豳风·七月》"入我床下"，与《"股""羽""野""宇""户""鼠""户"》处韵。《小雅·四牡》载飞载下，与"栩""盬""父"韵。《北山》"溥天之下"，与"土"韵。《采菽》"邪幅在下"，与"殷""纾""予"韵，《大雅·緜》"至于岐下"，与"父""马""浒""女""宇"韵。《皇矣》"以对于天下"，与"怒""旅""祜"韵。《凫鹥》"福禄来下"，与"渚""处""湑""脯"韵。《烝民》"昭假于下"，与"甫"韵。《鲁颂·有駜》"鹭于下"，与"鹭""舞"韵。其余群经诸子，有韵之文，不烦枚举也。）下二句，"徵始"为韵，"徵"读如"宫商角徵羽"之"徵"。（《文十年左传》："秦伯伐晋，取北徵。"《释文》："徵，如字。《三苍》云：'县属冯翊音懲，一音张里反'。"）《洪范》"念用庶徵"，与"疑"为韵。《逸周·月》篇"灾咎之徵"，（从《太平御览·时序部》十三所引。）与"负""妇"为韵。（"负"古读若丕。《小雅·小宛》"果蠃负之"，与"采""似"韵。《大雅·生民》"是任，是负"，与"杯""芑""秠""穈""芑""祀"韵。《大戴记·曾子制言上》篇"行则为人负"，与"趾"否韵。"妇"古读若"否泰"之"否"。《大雅·思齐》"京室之妇"，与"母"韵。《周颂·载芟》"思媚其妇"，与"以""土""耜""畟"韵。《楚辞·天问》"滕有莘之妇"，与"子"韵。）是其证。（"蒸""之"二部，古或相通。《郑风·女曰鸡鸣》"杂佩以赠之"，与"来"韵。宋玉《神女赋》"复见所梦"，与"喜""意""氾""异""识""志"韵。《贾子·连语》篇"其离之若崩"，与"期"韵。又《说文》："倗，从人朋，声读若陪位。""鄁，从邑崩声，读若倍。""凝为冰之或体，而从疑声。""綷为缯之籀文，而从宰省声。"《周官·司几筵》："凶事仍几。"注：故书"仍"作"乃"。《尔雅》："晜孙之子为仍孙。"《汉书·惠帝纪》仍作"乃"。《楚策》："仰承甘露而饮之。"《新序·杂事》篇，"承"作"时"。《墨子·尚贤》篇："守城则倍畔。"《非命》

篇"倍"作"崩"。《史记·贾生传》："品物冯生。"《汉书》"冯"作"每"。《司马相如传》："葴橙若荪。"《汉书》"橙"作"持"。）今作"徵兆"者，后人狃于习见，蔽所希闻而臆改，而不知其与韵不合也。凡古书之倒文、协韵者，多经后人改易而失其读，如《卫风·竹竿》篇"远兄弟父母"，与"右"为韵，而今本作"父母兄弟"。（"右"古读若"以"，"母"古读若"每"，其字皆在"之部"，若"弟"字，则在"脂部之"，与"脂"古音不相通。）《大雅·黄矣》篇"同尔弟兄"，与"王方"为韵，而今本作"兄弟"。《月令》"度有短长"，与"裳量常"为韵，而今本作"长短"。《逸周书·周祝》篇"恶姑柔刚"，与"明阳长"为韵，（"明"古读若"芒"。）而今本作"刚柔"。《管子·内业》篇："能无卜筮而知凶吉乎?"与"一"为韵，而今本作"吉凶"。（《庄子·庚桑楚》篇误同。）《庄子·秋水》篇"无西无东"，与"通"为韵，而今本作"无东无西"。《荀子·解蔽》篇"有皇有凤"，与"心"为韵，（《说文》"凤"从凡声，古音在"侵部"，故与"心"韵，犹"风"从凡声而与"心"韵也，见《邶风·绿衣》《谷风》《小雅·何人斯》《大雅·桑柔》《烝民》。）而今本作"有凤有皇"。《淮南·原道》篇"骛忽怳"，与"往景上"为韵。（"景"古读若"样"。）而今本作"怳忽"。"与万物终始"，与"右"为韵，而今本作"始终"。《天文》篇"决罚刑"，与"城"为韵，而今本作"刑罚"。《兵略》篇"不可量度也"，与"迫"为韵，（"度"同"不可度思"之"度"，"迫"古读若"博"。）而今本作"度量"。《人间》篇"故蠹啄剖柱梁"，与"羊"为韵，而今本作"梁柱"。《文选·鵩鸟赋》"或趋西东"，与"同"为韵，而今本作"东西"。《答客难》"外有廪仓"，与"享"为韵，而今本作"仓廪"。皆其类也。

六十二、阴阳者，万物之能始也。

林校曰："详'天地者'至万'物之能始'，与《天元纪大论》同，彼无'阴阳者，血气之男女'一句，又以'金木者，生成之终始'

代'阴阳者，万物之能始'。"

澍按："阴阳者，万物之能始也"，当从《天无纪大论》，作"金木者，生成之终始也"，"金木"与上"天地""阴阳""左右""水火"文同一例，"终始"与上"上下""男女""道路""兆徵"皆两字平列，文亦同例。若如今本，则"阴阳者"三字，与上相复，"能始"二字，义复难通，注"谓能为变化生成之元始"，（宋本、吴本，"化"下有"之"字，此从熊、藏本。）乃曲为之说，即如注义，仍与上四句文例不符，盖传写之讹也。

六十三、病之形能也。

乐恬憺之能。

与其病能及其病能。

愿闻六经脉之厥状病能也。

病能论。

合之病能。

此阴阳更胜之变，病之形能也。

澍按："能"读为"态"，"病之形能也"者，"病之形态也"。《荀子·天论》篇："耳目鼻口形能，各有接而不相能也。""形能"亦"形态"，（杨倞注误以"形"字绝句，"能"属下读，高邮王先生《荀子杂志》已正之。）《楚辞·九章》："固庸态也。"《论衡·累害》篇，"态"作"能"，《汉书·司马相如传》："君子之态。"《史记》徐广本"态"作"能"。（今本误作"熊"。）皆古人以"能"为"态"之证。（态，从心能，而以"能"为"态"，意从心音，而《管子·内业》篇以"音"为"意"，志从心之。而《墨子·天志》篇以"之"为"志"，其例同也。此三字，盖皆以会意包谐声。）下文曰："是以圣人为无为之事，乐恬憺之能。""能"亦读为"态"，与"事"为韵。"恬憺之能"即"恬憺之态"也。《五藏别论》曰："观其志意与其病能。"（今本误作"与其病也"，依《太素》订正，辨见本条。）"能"亦读为

"态"，与"意"为韵，"病能"即"病态"也。《风论》曰"愿闻其论，及其病能"，即"及其病态"也。《厥论》曰："愿闻六经脉之厥状病能也。""厥状"与"病能"并举，即"厥状病态"也。第四十八篇名《病能论》，即"病态论"也。《方盛衰论》曰："循尺滑涩寒温之意，视其大小，合之病能。""能"亦与"意"为韵，即"合之病态"也。王于诸"能"字或无注，或皮傅其说，均由不得其读，释音发音，于本篇上文"能冬不能夏"曰："奴代切，下形能同"，则又强不知以为知矣。

六十四、故同出而名异耳。

邑按："出"当训"生"。《吕氏春秋·大乐记》高注云："出，生也。"《淮南子·坠形训》注亦云："出，犹生也。""同出"者，"同生"也。"同生"者，若云"并生于世"也。上文云："知之则强，不知则老。"是并生于世，而有"强""老"之异名，故曰"同出而异名耳"。王注云："同，谓同于好欲。"未得其义，且止解"同"字，未解"出"字，若即以"好欲"为"出"字之义，益无理矣。《解精微论》云"生则俱生"，林《校正》引《太素》作"出则俱亡"，则二字或并可通。《尔雅·释亲》"女子同出"，《国语·晋语》韦解作"女子同生"。彼"同生"之义与此有别，说见彼，而"同出"之为"同生"，适可借证也。

《广雅·释诂》："生，出也。"

六十五、从欲快志于虚无之守。

是以圣人为无为之事，乐恬憺之能。（读为"态"，说见上。）从欲快志于虚无之守。

澍按："守"字义不相属，"守"当为"宇"。《广雅》："宇，尻也。"（经典通作"居"。）《大雅·緜》篇："聿来胥宇。"《鲁颂·閟宫》篇,《序》颂僖公能"复周公之宇"。《周语》:"使各有宁宇。"《楚辞·离骚》:"尔何怀乎故宇。"《毛传郑笺》韦、王注并曰:"宇,居也。""虚无之宇",谓"虚无之居"也。"从欲快志于虚无之宇"与《淮南·俶真》篇"而徙倚于,汗漫之宇"句意相似。高诱注亦曰:"宇,居也。""宇"与"守",形相似,因误而为"守"。(《荀子·礼论》篇:"是君子之坛宇,宫廷也。"《史记·礼书》"坛宇",误作"性守"。《墨子·经上》篇:"宇弥异所也。"今本"宇"误作"守"。)

六十六、天有八纪,地有五里。

樾谨按:里,当为"理"。《诗·朴樕》篇郑笺云:"理之为纪。"《白虎通·三纲六纪》篇:"纪者,理也。"是"纪"与"理"同义。天言"纪",地言"理",其实一也。《礼记·月令》篇:"无绝地之理,无乱人之纪。"亦以"理"与"纪"对言。下文云:"故治不法天之纪,不用地之理,则灾害至矣。"以后证前,知此文本作"地有五理"也。王注曰:"五行为生育之井里",以"井里"说"里"字,迂曲远矣。

六十七、故邪风之至,疾如风雨。

邕按:"邪风",又言"疾如风",必不可通。据上下文诸言"气"不言"风",且上文云:"风气通于肝。"则"风"亦"气"之一,言"风"不如言"气"之赅矣。此"邪风"当作"邪气",盖即涉"疾如风"之"风"字而误。气为风,故"邪气之至,疾如风雨",句始有义。下文云:"故天之邪气,感则害人五藏。"彼"邪气"正承此"邪气"而言,则此之当作"邪气"不当作"邪风"明矣。

阴阳离合论篇第六

六十八、则出地者，命曰阴中之阳。

樾谨按：则当为"财"。《荀子·劝学》篇："口耳之间，则四寸耳。"杨倞注曰："则，当为'财'，与'才'同。"是其例也。财出地者，犹"才出地者"，言"始出地也"。与上文"未出地者"相对。盖"既出地"，则纯乎阳矣，惟"财出地者"，乃命之曰"阴中之阳"也。

六十九、厥阴根起于大敦，阴之绝阳，名曰阴之绝阴。

樾谨按：既曰"阴之绝阳"，又曰"阴之绝阴"，义不可通。据上文"太阳""阳明"并曰"阴中之阳"，则"太阴""厥阴"应并言"阴中之阴"。疑此文本作"厥阴根起大敦，阴之绝阳，名曰阴中之阴。"盖以其两阴相合，有阴无阳，故为"阴之绝阳"，而名之曰"阴中之阴"也。两文相涉，因而致误。

七十、阴阳𢥠𢥠。

注："𢥠𢥠，言气之往来也。"

按：字书、韵书绝无"𢥠"字，据王注，则即《易·咸》"九四""憧憧往来"之"憧"字也。从心，从童，京房作"𢤬"。憧，音昌容反，故林引别本作"冲冲"（古字为衝衝）。冲，亦本作"衝"也。

阴阳别论篇第七

七十一、别于阳者，知病忌时；别于阴者，知死生之期。

樾谨按："忌"当作"起"字之误也。上文云："别于阳者，知病处也；别于阴者，知死生之期。"《玉枢真藏论》作"别于阳者，知病从来；别于阴者，知死生之期"。"来"字与"期"字为韵，则"处也"二字似误。此云"知病起时"，犹彼云"知病从来"也。盖"别于阳"则能"知所原起"；"别于阴"则能"知所终极"，故云尔。"忌"与"起"隶体相似，因而致误。

七十二、曰："二阳之病发心脾，有不得隐曲，女子不月。"

王注曰："隐曲，谓隐蔽委曲之事也。夫肠胃发病，心脾受之，心受之，则血不流，脾受之，则味不化。血不流，故女子不月；味不化则男子少精，是以隐蔽委曲之事不能为也。"

樾谨按：王氏此注有四失焉。本文但言"女子不月"，不言"男子少精"，增益其文，其失一也；本文先言"不得隐曲"，后言"女子不月"，乃增出"男子少精"，而以"不得隐曲"总承男女而言，使经文倒置，其失二也；"女子不月"既著其文，又申以"不得隐曲"之言，而"男子少精"必待注家补出，使经文详略失宜，其失三也；《上古天真论》曰："丈夫八岁肾气实，发长齿更；二八肾气盛，天癸至，精气溢泻。"是男子之精与女子月事并由肾气，"少精"与"不月"应是同病，乃以"女子不月"属之"心"，而以"男子少精"属之"脾"，其失四也。今按：下文云："三阴三阳俱搏，心腹满发尽不得隐曲，五日死。"注云："隐曲，谓便泻也。"然则"不得隐曲"，谓"不得便泻"。王注前后不照，当以后注为长。便泻谓之"隐曲"，盖古语如此。《襄十五年》（《左传》）："师慧过宋朝，将私焉。"杜注曰："私，小便。""便泻"，谓之"隐曲"，犹小便谓之"私"矣。"不得隐曲"为一病，"女子不月"为一病，二者不得并为一谈。"不得隐曲"，从下注训为"不得便泻"，正与脾病相应矣。

七十三、三阳三阴发病为偏枯，痿易，四肢不举。

注云："易，谓变易常用，而痿弱无力也。"又《大奇论》篇"跛易偏枯"，注云："若血气变易为偏枯也。"

按：易，并当读为"施"。《汤液醪醴论》篇云："是气拒于内而形施于外。""施"，亦作"弛"。《生气通天论》篇云："大筋緛短，小筋弛长。緛短为拘，弛长为痿。"又云："筋脉沮弛。"注云："弛，缓也。"《痿论》篇云："宗筋弛纵"。《刺要论》篇云："肝动则春病热而筋弛。"《皮部论》篇云："热多则筋弛骨消。"盖痿跛之病皆由筋骨解弛，故云"痿易""跛易"。易，即"弛"也。王如字释之，非经恉也。《毛诗·何人斯》篇："我心易也"。《释文》："易，《韩诗》作'施'。"《尔雅·释诂》："弛，易也。"《释文》："弛，本作'施'。"是"易""施""弛"古通之证。

七十四、病为偏枯痿易。

圀按："易"当读为"瘍"。《说文·疒部》云："瘍，脉瘍也。"《广雅·释诂》云："瘍，病也"，又云"痴也。""易"与"痿"是二病。王注云："易，谓变易常用，而痿弱无力也。"则似误二病为一。要其言"变易常用"，与"痴"义亦可合也。《汉书·王子侯表》云："乐平侯訢""病狂易"，亦以"易"为之。

七十五、死阴之属，不过三日而死；生阳之属，不过四日而死。

樾谨按：下文云"肝之心谓之生阳，心之肺谓之死阴"，故王注于"死阴之属"曰"火乘金也"，于"生阳之属"曰"木乘火也"。是"死阴""生阳"名虽有"生""死"之分，而实则皆死征也。故一曰"不过三日而死"，一曰"不过四日而死"。《新校正》云"别本作'四月而生'全元起注本作'四日而已'，俱通，详上下文义作'死'者非。"此《新校正》之谬说。盖全本作"四日而已"者，"已"乃"亡"字之误，别本作"生"者，浅人不察文义，以为"死阴"言"死"，"生阳"宜言"生"，故臆改之也。《新校正》以"死"字为非，必以"生"字为是，大失厥旨矣。

七十六、阴阳结，斜多阴少阳，曰石水。

昀按："斜"盖当读为"除"。"除"、"斜"并谐"余"声，例得假借。除者，除去之义。《广雅·释诂》云："除，去也。"据《说文·自部》云："除，殿陛也。"则"除去"非"除"本义，其本字实为"捨"，"捨"谐"舍"声，"余"谐"舍"省声。然则即读"斜"为"捨"，亦例无不通矣。《说文·手部》云："捨，释也。"捨释之义，即"除去"之义也。"斜多阴少阳"者，谓"除去多阴少阳"也。盖阴阳结，或阴阳均等，或多阳少阴，皆曰"石水"。惟多阴少阳则不在其科，故曰"阴阳结，斜多阴少阳，曰石水"，谓除去"多阴少阳"，凡"阴阳结"者曰"石水"也。王注简略，张啸山先生《舒艺室续笔》谓"斜"乃"纠"之误，窃疑未然。以"斜"为"纠"之误，则必以"结纠"连读。观下文"二阳结""三阳结""一阴一阳结"，皆以"结"字读顿，"结"下更不著字，则此必当读"阴阳结"顿，"结"下不得有"纠"字明矣。且既言"阴阳结纠"，又言"多阴少阳"，则何不直曰"多阴少阳结纠"，而乃尤叠如是乎？（张志聪《内经素问集注》云："戒斜者，偏结于阴阳之间。"亦望文为义。）《五藏生成》篇云："小溪三百五十四名，少十二俞。"此言"除多阴少阳"，犹彼言"少十二俞"，句意略有参证。

七十七、阴阳结斜。

按："斜"乃"纠"字误。

灵兰秘典论篇第八

七十八、消者瞿瞿，孰知其要。

《新校正》云："《太素》作'肖者濯濯'。"

樾谨按：《太素》是也。"濯"与"要"为韵，今作"瞿"，失其韵矣。《气交变大论》亦有此文，"濯"亦误为"瞿"，而"消"字，正作"肖"，足证古本与《太素》同也。

七十九、以传保焉。

邑按："保"读为"宝"。《易·系传》："圣人之大宝。"陆释引孟喜本"宝"作"保"。《史记·周纪》："展九鼎保玉。"裴解引徐广曰："保，一作宝。""宝""保"通用，古书屡见。"传保"即"传宝"，此本宜学者共知，而如高世栻《直解》云："以传后世而保守弗失。"夫宝者，保也。"保守弗失"之义，与"宝"义无背，而动静有间。曰"传宝"，自直捷，曰"传保失弗失"即迂回，所以考古者不可不明假借也。《脉要精微论》云："是故持脉之道，虚静为保。""保"亦当读"宝"。彼王注云："保定盈虚而不失。"则亦昧矣。《甲乙经》《脉经》正作"持脉有道，虚静为宝"。（《宝命全形论》之"宝"字，转合读"保"。）

（校者注：《素问·气交变大论篇第六十九》："乃择良兆而藏之灵室，每旦读之，命曰'气交变'，非齐戒不敢发，慎传也。"

《素问·六元正纪大论篇第七十一》："请藏之灵兰之室，署曰'六元正统'，非齐戒不敢示，慎传也。"

《灵枢·外揣第四十五》："请藏之灵兰之室，弗敢使泄也。"）

六节藏象论篇第九

八十、心者，生之本，神之变也。

《新校正》云："全元起本并《太素》作'神之处'。"

樾谨按："处"字是也。下文云："魄之处""精之处"，又云"魂之居""营之居"，并以"居""处"言，故知"变"字误矣。

八十一、此为阳中之少阳，通于春气。

《新校正》云："全元起本并《甲乙经》《太素》作'阴中之少阳'。"

樾谨按：此言肝藏也。据《金匮真言论》曰："阴中之阳，肝也。"则此文自宜作"阴中之少阳"，于义方合。王氏据误本作注，而以"少阳"居阳位说之，非是。

八十二、凡十一藏，取决于胆也。

圉按："一"字盖衍。上文言"心""肺""肾""肝""脾""胃""大肠""小肠""三焦""膀胱"，凡十藏，无十一藏。并"胆"数之，始足十一。然云"凡十一藏，取决于胆"，是承上而言，必不并"胆"数。王注云："上从心藏，下至于胆为十一。"此曲说"十一"也。十一藏去胆止有十，则"一"字之为衍甚明。此悄因《灵兰秘典论》言十二藏，故其衍作十一藏者，正不并胆数也。不知彼尚有"膻中"一藏，此上文不及"膻中"也。《玉机真藏论》云："胃者，五藏之本也。"胃在五藏外，故为本；胆在十藏外，故取决，可比例矣。

八十三、心之合脉也，其荣色也。

邕按："色"为赤色，王注当不误。而林《校正》驳之云："王以赤色为面荣美，未通。大抵发见于面之色，皆心之荣也，岂专为赤哉？"窃谓林说转未当，此观于下文而可知。下文言五藏所生之外荣云："生于心，如以缟裹朱。"朱非正赤者乎？又云："生于肺，如以缟裹红；生于肝，如以缟裹绀；生于脾，如以缟裹栝楼实；生于肾，如以缟裹紫。"是赤色之外，凡发见之色，生于肺、肝、脾、肾，而不生于心也。且如"红，浅赤也"；"绀，青赤色"（王注云：薄青色，未是）；"栝楼实，黄赤色"；"紫，黑赤也"。则即不生于心之色，亦复不离于赤，焉有明明言心其荣色，以赤色为未通乎？盖心生血，血色赤，此实浅可知者。王谓"火炎上而色赤"，舍"血"言"火"，却似舍近言远，要亦不必滋议者矣。

八十四、故色见青如草兹者死。

邕按："兹"之言"荐"也。草兹者，草荐也；草荐者，草席也。"荐""兹"一声之转，论双声假借之例，本无不可通。《说文·草部》云："兹，草木多益。""荐，荐席也。"是"荐"为正字，"兹"为借字。然邕窃又有一说焉。兹从草，丝省声，盖声当兼义，以丝编草，是草席之义也。恐"兹"字本义正是草席，而"草木多益"，乃是转义，故古人多谓"席"为"兹"。《周礼·圉师职》"春除蓐"，郑注云："蓐，马兹也。"《尔雅·释器》云"蓐谓之兹"，郭注云："兹者，蓐席也。"《史记·周纪》云"卫康叔封布兹"，裴《集解》引徐广曰："兹者，藉席之名。"《荀子·正论》篇杨注云："或曰龙兹即今之龙须席。"凡此，实皆用本字也。盖"兹"与"荐"二字同义，或并同字，自为"荐"字专"席"义，而"兹"乃以转义为本义，遂莫解"从丝

省"之说，则但谓之声矣。草既成席，青色必干槁，故色如之者死。草
兹之即草席，《素问》家固有知者，特未发明"兹"字之说耳。至王注
谓"如草初生之青色"，其说最谬。果如其说，是生色，非死色矣。

五藏生成论篇第十

八十五、凝于脉者为泣。

王注曰："泣为血行不利。"

樾谨按：字书"泣"字并无此义。泣，疑"沍"字之误，《玉篇·水部》："沍，胡故切，闭塞也。""沍"字右旁之"互"误而为"立"，因改为"立"而成"泣"字矣。上文云"是故多食盐，则脉凝泣而变色"。"泣"亦"沍"字之误，王氏不注于前，而注于后，或其作注时，此文"沍"字犹未误，故以"血行不利"说之，正"沍"字之义也。《汤液醪醴论》"荣泣卫除"，《八正神明论》"人血凝泣"，"泣"字并当作"沍"。

八十六、徇蒙招尤。

彭按："徇"，吴崑注本改为"眴"，俞荫甫太史《余录》亦云："徇者，眴之借字；蒙者，矇之借字。眴、矇并为目疾。"说当得之，而'招''尤'二字，俞虽讥王注迂曲，仍谓未详其说。彭窃谓"招尤"即"招摇"也，"摇""尤"一声之转，此类连语字，本主声不主义。招尤，招摇，一也。《汉书·礼乐志》颜注云："招摇，申动之貌。"《文选·甘泉赋》李注云："招摇，犹彷徨也。"然则王注谓"招，谓掉也，摇掉不定也"，义实未失。特专解"招"字，致"尤"字不可解，而云"尤，甚也"，宜俞氏斥为迂矣。至顾观光校谓"目不明则易于招尤"，张啸山先生校亦谓"视不审则多误，故云招尤"，并以"尤"作"过"字义，实较王义为更迂。此与韩愈《感二鸟赋》"只以招尤而

速累"者，自不可同也。《说文·目部》云："旬，目摇也。"或体作
"眴"。（《刺疟》篇："目眴眴然。"）然则"招摇"即申"眴矇"之
义，犹下文"腹满腫胀"，"腫胀"即申"腹满"之义也。

八十七、眴蒙招尤。

王注曰："眴，疾也。蒙，不明也。言目暴疾而不明。招，谓掉也，
摇掉不定。尤，甚也。目疾不明，首掉尤甚，谓暴疾也。"

樾谨按：王氏说"招尤"之义甚为迂曲，殆失其旨，今亦未详。
其说"眴蒙"之义，则固不然。《新校正》云："盖谓目睑眴动，疾数
而蒙暗也。"此仍无以易乎王氏王注之说。

今按："眴"者，"眴"之假字；"蒙"者，"矇"之假字。《说
文·目部》："旬，目摇也，或作'眴'。""矇，童蒙也，一曰不明
也。"是"眴""矇"并为目疾，于义甚显。注家泥"眴"之本义而训
为"疾"，斯多曲说矣。

八十八、眴蒙招尤。

注云："眴，疾也。蒙，不明也。招，谓掉也，摇掉不定也。尤，
甚也。目疾不明，首掉尤甚。"滑寿云："眴蒙招尤，当作眴蒙（俞校
"眴"字，说同）招摇。"（《素问钞》）丹波元简云："《本事方》作
'招摇'。"

按：滑说是也。后《气交变大论》篇云："筋骨繇复"。注云：
"繇，摇也。"又《至真要大论》云："筋骨繇并"。"尤"与"繇"
"摇"字并通。

八十九、五藏相音，可以意识。

邕按："音"字疑本作"音"。"音""音"隶书止争一笔，故误

"音"为"音"。音实"倍"字之借也。倍之言"背"也。五藏相音，实谓"五藏相背"也。上文云："五藏之象，可以类推。"谓其常象也。至于五藏相背，亦可以意识之，故又云"五藏相音，可以意识。"四句似平而实贯，与上言脉、下言五色分别一项者不同，故复言五藏也。"音"误为"音"，则义不可通。王注释为"五音互相胜负"，则当云五藏"互音"，不当云"相音"矣。或以"相"作"形相"解，益谬。《脉要精微论》云："五藏者，中之守也。得守者生，失守者死。"五藏相背，即"失守"之谓。《玉机真藏论》云："病之且死，必先传行，至其所不胜，病乃死。"此言气之逆行也，故死。五藏相背，亦即"逆行"之谓也。

九十、名曰肺痹，寒热得之。

郾按："寒热"二字似当在"得之"之下，方与上下文例合。上文云"名曰心痹"，下文云"名曰肝痹""名曰肾痹"。"痹"下俱不更著字，则此"名曰肺痹"下，不合著"寒热"二字，方为类也。又上文云"得之外疾"，下文云"得之寒湿"，则此云"得之寒热"，亦为类也。二字倒转，为失例矣。

五藏别论篇第十一

九十一、六府者，传化物而不藏。

邕按："化物而不藏"，则六府即上文"传化之府"。上文言"传化之府"云"胃""大肠""小肠""三焦""膀胱"，则止五府，又云"魄门亦为五藏使，水谷不得久藏"，则"魄门"亦实'传化之府'之一，合之成六府。然则此六府为"胃""大肠""小肠""三焦""膀胱""魄门"与《金匮真言论》以"胆""胃""大肠""小肠""膀胱""三焦"为"六府"者异。"胆"亦见上文，乃奇恒之府，（奇恒，犹言变常也。《玉版论要》篇云："奇恒者，言奇病也。"彼言病，故云"奇病"。其实"奇恒"只是变常之义，若"奇恒之府"曰"奇病之府"不可通也。或云古医书有名"奇恒"者，亦在彼"奇恒"可解，在此"奇恒"不可解。）非传化之府，故舍"胆"而取"魄门"为"六"，自来《素问》家俱略未说，故为拈出之。下文两言"六府"，当同。藏府之说，今医工一从《金匮真言论》，而在古初无定论，故《灵兰秘典论》云："愿闻十二藏之相使，贵贱何如？"又《六节藏象论》云："凡十一藏，取决于胆也。"是合藏府而通谓之"藏"矣。又《诊要经终论》言十二月，人气分两月配一藏，故五藏之外又有"头"，则"头"亦为一藏矣。又《六节藏象论》及《三部九候论》并言"九野为九藏，故神五，形藏四。"王注云："所谓形藏四者，一头角，二耳目，三口齿，四胸中。"则头角、耳目、口齿、胸中亦为藏矣。又《脉要精微论》云："夫五藏者，身之强也。"而彼下文云："头者，精明之府""背者，胸中之府""腰者，肾之府""膝者，筋之府""骨者，髓之府"，则是"五府"也。而云

"五藏"，而"五藏"又为"头""背""腰""膝""骨"矣。上文云："黄帝问曰：余闻方士或以脑髓为藏，或以肠胃为藏，或以为府。"则当时藏府之说有争辩矣。

异法方宜论篇第十二

九十二、其治宜砭石。

邑按：砭与针别，故言砭石，不言砭针。此东方言"其治宜砭石"，下文南方言"其治宜微针"，针与砭分别如此。而王注云："砭石，谓以石为针也。"则混砭于针矣。又云："《山海经》：高氏之山有石如玉，可以为针，则砭石也。"考今《山海·东山经》作"高氏之山，其上多玉，其下多箴石"。与王引小殊。彼郭璞注云："可以为砥针，治痈肿者。"王义实本于此。然如王所引，固止言箴（顾观光校云："箴即针字，《左传》'针庄子'，《风俗通》作'箴庄子'。"）不言砭，如今本亦只言箴石，不言砭石，乌睹箴石之即砭石乎？要高氏山之箴石，不妨亦如砭之可以治痈肿，而治痈肿之砭石则石而非针。盖但当刃石，而不当谓针石，故《灵枢·九针十二原》篇列九针之目：一曰镵针，二曰员针，三曰鍉针，四曰锋针，五曰铍针，六曰员利针，七曰毫针，八曰长针，九曰大针。其说亦见《九针论》，何曾见有砭针在内？又申言九针，其于"铍针"云："末如剑锋，以取大脓。""取大脓"者，即所谓"治痈肿"也。然则治痈肿之针，乃铍针，非砭石。砭石与铍针皆治痈肿，而砭石不可名为针，即犹铍针不可名为石也。故《病能论》云："有病痈者，或石治之，或针灸治之。"又云："痈气之息者，宜以针开除去之。夫气盛血聚者，宜石而写之。"则针与石之异物，亦既彰明晓著矣。《灵枢·玉版》篇云："黄帝曰：'其已有脓血而后遭乎？不导之以小针治乎？'岐伯曰：'其已成脓血者，其唯砭石、铍锋之所取也。'"铍锋者，即铍针也。砭石与铍锋并称，明砭石与铍针同类。既言砭石，又言铍锋，明砭石与铍针异物。以砭石为针者，恐即

异法方宜论篇第十二

由误读此义。以砭石、铍锋为一物，则砭石即铍针，铍针为针，砭石亦自为针矣。则试问诸言针石者，如《金匮真言论》云："皆视其所在，而施针石也。"《移精变气论》云："针石治其外。"《血气形志》篇云："治之以针石。"《通评虚实论》云："闭塞者，用药而少针石也。"针石之见于《素问》不一而足。若砭石即铍针，既言针，又举九针之一以相配并称，诚何意义与？针石并称，恐所谓针转可专指铍针，而不可以铍针属石。且铍针大小有制，《九针十二原》篇及《九针论》并言铍针广二分半、长四寸。《九针论》且申之云："此大小长短法也。"则明一定而不可易者矣。而砭石有大有小，故《宝命全形论》云："制砭石小大。"其必不能一定"广二寸半，长四寸"，则砭石之不能当铍针，不愈明乎？彼林校引全元起云："砭石者，是古外治之法，有三名：一针石，二砭石，三镵石。""古未能铸铁，故用石为针。""黄帝造九针以代镵石。"此亦足见黄帝造针以代砭，砭石必不得当九针之一也。其言"一针石，二砭石，三镵石"。针石者，固石之为针者也，即谓是高氏山之箴石，亦听之可也。镵石者，即镵针之所取法也。（故镵针列九针之冠。）黄帝造九针以代砭，去针石、镵石，而独存砭石，则砭石之非针又可明矣。其言"古未能铸铁，故用石为针。"则有铸铁之后，针必不复用石而用铁，砭石之非针又可明矣。

又按：王于下文"微针"注云："微，细小也。细小之针，调脉盛衰也。"其意若谓南方治宜细小之针，而东方治宜砭石者，即粗大之针。此盖亦有说。微针固即小针之名，如《玉版》篇帝问以"小针治"，而伯对"铍针之所取"，则铍针为大针。《说文·金部》说"铍，大针"是也，此"小针"为"细小之针"可证也。而彼上文又云："黄帝曰：'余以小针而细物也，夫子乃言上合之于天，下合之于地，中合之于人，余以为过针之意矣。'岐伯曰：'大于针者，惟五兵者焉。'"夫帝问"小针"，伯不曰大于小针者某针，而云"大于针者，惟五兵"，则彼"小针"实兼"九针"之总名矣。盖九针有小大，就针别之，若论其物，固莫非小物也，故九针得总名为小针。南方之治"宜微针"，正是总名九针为微针，而非指九针中之细小之针也。何也知之？以彼下句即承之曰："故九针者，亦从南方来。"不曰微针，而曰九针，岂非微针即九针乎！微针即九针，则砭石之非针又可明矣。倘砭石在九针之外，而亦为针，则何不并九针数之为十针？《素问》无"十针"之目，故砭石卒不得冒针之名，故曰但当是石之有刃者也。不具针形，故无针名也。（近人有谓今刮痧法为古砭遗法者，今刮痧法用线，或用瓷碗，古则用石耳。其说颇能别砭于针，然无证据。且古病名无痧，安得有刮痧法？聊附于此。）

九十三、其民陵居而多风。

邠按："其民"当本作"其地"。下文始云"其民不衣而褐荐"，则此不当出"其民"字，盖即涉彼而误也。下文言北方，"其地高，陵居，风寒冰冽"，此西方之"陵居而多风"，犹北方之"陵居，风寒"也。彼明言"其地"，则此亦当作"其地"明矣。下文又云"其民华食而脂肥"，吴崑本无彼"其民"字。吴虽多改易，然其所改，注中皆明出之，此不出，则其所据本原无二字也。盖此"其民"涉下而误，彼"其民"又涉上而衍。

九十四、南方者，天地所长养，阳之所盛处也。

樾谨按："阳之所盛处也"，当作"盛阳之所处也"，传写错之。

九十五、其民嗜酸而食胕。

樾谨按："胕"即"腐"字，故王注曰："言其所食不芳香。"《新校正》曰："全元起云'食鱼也'。""食鱼"不得谓之"食胕"，全说非。

移精变气论篇第十三

九十六、外无伸宦之形。

"伸宦"字不可解，或以为"仕宦"之讹。

按：林亿引全本"伸"作"臾"，疑"臾"乃"贵"之烂文。

九十七、故可移精祝由而已。

樾谨按：《说文·示部》："褕，祝褕也。"是字本作"褕"，《玉篇》曰："褕，耻雷切。"古文褕是字又作"袖"。此作"由"者，即"袖"之省也。王注曰："无假毒药，祝说病由。"此固望文生训。《新校正》引全注云："祝由，南方神。"则以"由"为"融"之假字。"由""融"双声，证以《昭五年》(《左传》)"蹶由"，韩子《说林》作"蹶融"，则古字本通。然"祝融而已"，文不成义。若然，则以"本草"治病即谓之"神农"乎？全说亦非。

汤液醪醴论篇第十四

九十八、岐伯曰：当今之世，必齐毒药攻其中，镵石针艾治其外也。

樾谨按：齐，当读为"资"。资，用也。言必用毒药及镵石针艾以攻治其内外也。《考工记》："或四通方之珍异以资之。"注曰："故书'资'作'齐'。"是"资""齐"古字通。

九十九、精神不进，志意不治，故病不可愈。

新校正云："全元起本云：'精神进，志意定，故病可愈。'《太素》云：'精神越，志意散，故病不可愈。'"

樾谨按：此当以全本为长，试连上文读之，"帝曰：何谓神不使？岐伯曰：针石道也。精神进，志意定，故病可愈。"盖"精神进，志意定"，即"针石之道"，所谓"神"也。若如今本，则针石之道尚未申说，而即言病不可愈之故，失之不伦矣。又试连下文读之，"精神进，志意定，故病可愈。今精坏神去，营卫不可复收，何者？嗜欲无穷而忧患不止，精气驰坏，营泣卫除，故神去之，而病不愈也"。"病不愈"句，正与"病可愈"句反复相明。若如今本，则上已言不可愈，又言不愈，文义复矣。且中间何必以"今"字作转乎？此可知王氏所据本之误，《太素》本失与王同。

一〇〇、形施于外。

邕按："施"当为"改易"之义。《诗·皇矣》篇郑笺云："施，犹易也。"《集韵·纸韵》云："施，改易也。"《荀子·儒效》篇杨注"读""施"为"移"，释为"移易"，"移易"亦即"改易"也。"施"与"易"亦通用。《诗·何人斯》篇："我心易也。"陆释引《韩诗》"易"作"施"，《史记·韩世家》："施三川。"《战国·韩策》"施"作"易"，是也。"形施于外"者，谓"形改易于外"也。上文云"形不可与衣相保"。则信乎其形改易矣。下文云："以复其形。"既改易其形，故复还其形。"复"与"施"，义正针对。林《校正》谓"施字疑误"，非也。而如王注云："浮肿施张于身形之外。"以"施"为"施张"，则必增浮肿以成其义，乃真误矣。高世栻《直解》本改"施"为"弛"，犹可通，要"弛"亦"改易"之义。《尔雅·释诂》云："弛，易也。"字亦通"驰"。《水经·河水》郦道元注引《竹书纪年》云："及郑驰地"，谓"以地相易"也。皆"改易"之义也。

一〇一、去宛陈莝。

新校正云："《太素》'莝'作'茎'。"

樾谨按：王注云："去宛陈莝，谓去积久之水物，犹如草莝之不可久留于身中也。全本作'草茎'。"然则王所据本亦是"茎"字，故以"草茎"释之，而又引全本之作"莝"者以见异字也。今作"莝"，则与注不合矣。高保衡等失于校正。

玉版论要篇第十五

一〇二、著之玉版，命曰合《玉机》。

樾谨按："合"字即"命"字之误而衍者。《玉机真藏论》曰："著之玉版，藏之藏府，每旦读之，名曰《玉机》。"正无"合"字。王氏不据以订正而曲为之说，失之。

一〇三、色夭面脱。

邑按："色夭"者，"色白"也。《灵枢·五禁》篇云："色夭然白。"是其明证。盖色白必兼润泽之气，无润泽之气而白，谓之"色夭"。《玉机真藏论》云"色夭不泽"，是其明证。王注止云"夭恶"。《玉机论》注云："夭，谓不明而恶。"意似得之，而不言何色，说转不晓。

一〇四、容色见上下左右，各在其要。

《新校正》云："全元起本'容'作'客'。"

樾谨按：王注曰："容色者，他气也，如肝木部内见赤黄白黑皆谓他气也。"然则王所据本亦是"客"字，故以"他气"释之。他气，谓非本部之气，所谓"客"也。今作"容"误。高保衡等失于校正。

一〇五、其色见浅者，汤液主治，十日已；其见深者，必齐主治，二十一日已；其见大深者，醪酒主治，百日已。

按：前《汤液醪醴论》篇云："必齐毒药攻其中，镵石针艾治其外也。""必齐"之义，王氏无注，盖以"必"为决定之辞。"齐"即和剂也。"齐""剂"，古今字，俞读"齐"为"资"，未确。此常义，自无劳诂释然，止可通于《汤液醪醴论》，若此篇云"必齐主治"，于文为不顺矣！窃谓此篇，"必齐"对"汤液""醪酒"为文。《汤液醪醴论》"必齐""毒药"对"镵石""针艾"为文，"必"字皆当为"火"篆文，二字形近，因而致误。《史记·仓公传》云："饮以火齐汤。""火齐汤"即谓和煮汤药。此云汤液主治者，治以五谷之汤液。（见《汤液醪醴论》篇。）火齐主治者，治以和煮之毒药也。（《移精变气论》篇云："中古之治病，病至而治之，汤液十日，以去八风五痹之病。十日不已，治以草苏，草荄之枝。"此"火齐"即"草苏"之类。《韩非子·喻老》篇："扁鹊曰'疾在腠理，汤熨之所及也；在肌肤，针石之所及也；在肠胃，火齐之所及也。'亦可证。"）

诊要经终论篇第十六

一〇六、十一月、十二月，冰复地气合。

按："复"与"腹"通。《礼记·月令》："季冬……冰方盛，水泽腹坚。"郑注云："腹，厚也。此月日在北陆，冰坚厚之时也。……今《月令》无坚。"《释文》云："腹，又作'复'。"《诗·七月》《毛传》云："冰盛水腹，则命取冰于山林。"此云"冰复"，亦谓冰合而厚。明万历本作"水伏"，误。

一〇七、中心者环死。

邕按："环"下似本有'正'字，故王注云："正，谓周十二辰也。"今脱"正"字，则注语无著矣。王训"正"为"周十二辰"者，以《刺禁论》云："刺中心，一日死。"《四时刺逆从论》云："刺五藏中心，一日死。"故以为"环正死"者，即一日死，一日则十二辰也。盖譬如今日正午辰刺者，则环至明日午辰正而死；今夜正子辰刺者，环至明夜子辰正而死。此"正"为"周十二辰"之说也。要古未以一日定十二辰，故"正"曰"环正"耳。自"正"字脱去，后人或谓经气环身一周而死，人一日夜营卫之气五十度周于身，以百刻计之，约二刻一周，则不顾与《刺禁》《刺从逆》（校者注：应为《刺逆从》）两论所云"一日死"者不合乎？

一〇八、中心者，环死。

注云："气行如环之一周则死也。正谓周十二辰也。"《新校正》云："按《刺禁论》云：'一日死。'《四时刺逆从论》同。"

按："环"，与"还"通。《仪礼·士丧礼》："布巾环幅。"注云："古文'环'作'还'。"盖中心死最速，还死者，顷刻即死也。《史记·天官书》云："殃还至"。《索隐》云："还，旋疾也。"《汉书·董仲舒传》云："还至而立有效。"此篇说：中脾、肾、肺脏死期，与《刺禁论》并不同，则此中心亦不必周一日也。（彼言一日死，亦言死在一日内耳，非必周匝一日也。）

一〇九、刺胸腹者，必以布憿著之，乃从单布上刺。

岜按："憿"当读为"缴"。《广雅·释诂》云："繠，缠也。""繠"即"缴"字。（《说文》亦作"繠"。）《汉书·司马相如传》颜注云："缴绕，犹缠绕也。"然则"缴著之"者，谓"以布缠著于胸腹"也。作"憿"者，借字。林《校正》引别本作"幑"，又作"撽"，俱借字也。张志聪《集注》训"憿"为"定"，谬。按：王注云"形定则不误中于五藏也"，说以"布憿著之，乃从单布上刺"之义，非以"定"字诂"憿"字。"憿"为"憿幸"之义，从无"定"字之训。《素问》家鲜通训诂，率类是。

脉要精微论篇第十七

一一〇、浑浑革（至）如涌泉，病进而色弊；绵绵其去如弦绝，死。

《新校正》云："《甲乙经》及《脉经》作'浑浑革革至如涌泉，病进而色，弊弊绰绰其去如弦绝者，死。'"

樾谨按：王本有夺误，当依《甲乙经》及《脉经》订正。惟"病进而色"义不可通。"色"乃"绝"之坏字，言"待其病进而后绝"也。"至如涌泉"者，一时未即死；病进而后绝，去如绝弦，则即死矣。两者不同，故分别言之。

一一一、夫精明五色者，气之华也。

王注曰："五色之精华，上见为五色，变化于精明之间也。"

樾谨按：王注殊误。"精明""五色"，本是二事，"精明"以目言，"五色"以颜色言。盖人之目与颜色，皆如以决人之生死，下文曰："赤欲如白裹朱，不欲如赭；白欲如鹅羽，不欲如盐；青欲如苍璧之泽，不欲如蓝；黄欲如罗裹雄黄，不欲如黄土；黑欲如重漆色，不欲如地苍。五色精微象见矣，其寿不久也。"此承五色言之，以人之颜色决生死也。又曰："夫精明者，所以视万物，别白黑，审短长。以长为短，以白为黑，如是则精衰矣。"此承精明言之，以人之目决生死也。王氏不解此节之义，故注下文"精明"一节云："诚其误也。"不知此文是示人决生死之法，非诚庸工之误也。失经旨甚矣。

一一二、五色精微象见矣。

邕按：此"精微"二字侧而不平，与他文言"精微"者独异。"微"盖"衰微"之义。"精微"者，"精衰"也。"五色精微象见"者，"五色精衰象见"也。王注云："赭色、盐色、蓝色、黄土色、地苍色见者，精微之败象。"夫"精微之败象"，岂得但谓之"精微象"？是误以"精微"二字平列，而增设"败"字以成义，赘矣。"衰微"即"衰败"也。下文云："以长为短，以白为黑，如是则精衰矣。"彼明出"精衰"，"精衰"与"精微"正相应照，亦上下异文同义之例也。篇名题"脉要精微"，义本如此。"脉要精微"者，犹其题"脉要经终"也。"经终"谓"十二经脉之终"。"精微"二字义侧，犹"经终"二字义侧矣。（下文云"言而微"，亦谓"言而衰"也。）

一一三、赤欲如白裹朱。

丹波元简云："宋本《脉经》'白'作'帛'；沈本《脉经》作'绵'。"

按："白"与"帛"通，通谓白色之帛也，亦谓之"缟"。《五藏生成》篇云："生于心，如以缟裹朱；生于肺，如以缟裹红；生于肝，如以缟裹绀；生于脾，如以缟裹栝楼实；生于肾，如以缟裹紫。"注云："缟，白色。"此下文云："黄欲如罗裹雄黄。"凡言裹者，皆谓缯帛之属。《脉经》别本作"绵"者，非。

一一四、言而微，终日乃复言者。

邕按："日"字当衍，"言而微终乃复言"。终者，一言一语之"终"，非"终日"也。"终日乃复言"，决无之事。王注云："若言音微细，声断不续。"亦不及"终日"之义，是王本或尚未衍矣。（观注下云："甚夺其气，乃如是也。"玩一"甚"字，则其本已衍，亦未可知。然下文止言"此夺气也"，"甚"字王氏所增，则《素问》之无

"日"字可决。）顾观光校据王怀祖说，谓"终日"犹"良久"，究为牵强。

一一五、岐伯曰：反四时者，有余不精，不足为消。应太过，不足为精；应不足，有余为消。阴阳不相应，病名曰关格。

林云："详此'岐伯曰'前无问。"

按：此三十九字突出，与上下文不接。下《玉机真藏论》篇论脉反四时，帝"既拜再稽首"，"著之玉版"，其文已毕，下"五藏受气"云云，仍岐伯之言，而上无"岐伯曰"三字，疑此文即彼篇错简。

一一六、反四时者，有余为精，不足为消。王注曰："诸有余皆为邪气胜精也。"

樾谨按：邪气胜精，岂得但谓之"精"？王注非也。"精"之言"甚"也。《吕氏春秋·勿躬》篇："自蔽之精者也"，《至忠》篇："乃自伐之精者"，高诱注并训"精"为"甚"。"有余为精"，言"诸有余者，皆为过甚耳。"王注未达古语。

一一七、生之有度，四时为宜。

《新校正》云："《太素》'宜'作'数'。"

樾谨按：作"数"者是也。"度"与"数"为韵。

一一八、溢饮者，渴暴多饮，而易入肌皮肠胃之外也。

《新校正》云："《甲乙经》'易'作'溢'。"

樾谨按：王本亦当作"溢"，其注云："以水饮满溢，故渗溢易而入肌皮肠胃之外也。"此"易"字无义，盖正文误"溢"为"易"，故后人于注中妄增"易"字耳，非王本之旧。

一一九、推而上之，上而不下，腰足清也；推而下之，下而不上，头项痛也。

《新校正》云："《甲乙经》'上而不下'作'下而不上'，'下而不上'作'上而不下'。"

樾谨按：《甲乙经》是也。上文云："推而外之，内而不外，有心腹积也；推而内之，外而不内，身有热也。"是"外之而不外""内之而不内"，皆为有病。然则此文亦当言"上之而不上""下之而不下"，方与上文一例，若如今本"推而上之，上而不下""推而下之，下而不上"，则固其所耳，又何病焉？且阳升阴降，推而上之而不上，则阴气太过，故腰足为之清；推而下之而不下，则阳气太过，故头项为之痛。王氏据误本作注，曲为之说，殆失之矣。

又按："清"当为"凊"，《说文·冫部》："凊，寒也。"故王注云"腰足冷"。

平人气象论篇第十八

一二〇、盛喘数绝者，则病在中结而横有积矣。

邕按："则病在中结而横有积矣"十字，当一句读，"中结"二字连文。而王注于"中"字绝断，则"结而横有积矣"句，实不成文法。（或分作三字两句，亦不然）然细验王于"中"字下，止出"绝，谓暂断绝也"六字，其云"中，谓腹中也"，转出在"结而横有积矣，绝不至曰死"之下，则此处王注似传写失真。顾观光校以"中，谓腹中也"五字为当在"绝，谓暂断绝也"之下，则仍以"中"字断句，窃疑未得。盖"绝，谓暂断绝也"六字，或当断于"盛喘数绝者"下，所以解"数绝"之"绝"字也。不然，则当在"绝不至曰死"之下。盖断一节而始加注，所注"绝"字，仍是"数绝"之"绝"字，非"绝不至"之"绝"字。盖后人正恐与"绝不至"之"绝"字相乱，故移写在上，而不省"中"字之不可断也。且今"绝不至曰死"下，尚有注文"皆左乳下脉动状也"八字在"中，谓腹中也"上，与正文殊不应，是岂六字既移写在上，而又漫入此八字以补空邪？然则王氏原以"则病在中结而横有积矣"十字连读作一句，未可知矣。且下文云："腹中有横积痛。"王解此"中"为"腹中"，正据彼而言，则其十字读作一句，盖可证。若下文谓"寸口脉沉而坚者，曰病在中""寸口脉浮而盛者，曰病在外"，犹其云"脉盛滑坚者，曰病在外""脉小实而坚者，病在内"。"中"与"内"相对为文，犹"外"与"内"相对为文，自不可以彼"中"字绝句例此也。（又云："病在中脉虚，病在外脉涩者，皆难治。"亦"中"与"外"对。又如《玉机真藏论》言"太过病在外""不及病在中"，凡五见，皆对文，不得例此。）

一二一、累累如连珠。

邕按："连珠"盖本作"珠连"。"连"字与下文"如循琅玕"，"玕"字为韵。《诗·伐檀》篇云："置之河之干兮，河水清且涟猗。""连"与'玕'叶，犹"涟"与"干"叶也。《楚辞·招魂》云："高堂邃宇，槛层轩些；网户朱缀，刻方连些。""连"与"玕"叶，犹"连"与"轩"叶也。乙作"连珠"，则失韵矣。王注云"似珠形之中手"，但言"珠"而不言"连珠"，则未见王本之必作"连珠"矣。

一二二、死心脉来，前曲后居。

樾谨按：居者，直也。言前曲而后直也。《释名·释衣服》曰："裾，倨也，倨倨然直。""居"与"倨"通。王注曰："居，不动也。"失之。

一二三、病肝脉来，盈实而滑，如循长竿。

邕按："竿"字与"滑"字失韵，且上文云"平肝脉来，软弱招招，如揭长竿末梢"。则此言"病肝脉来，盈实而滑"正与彼脉"软弱"相反，何得又以"长竿"为喻？"长竿"若是"竹竿"，中空而不盈实，亦不滑也。王注上文言"长耎"，此文言"长而不耎"，殆故为之说。以字形拟之，"竿"，字当是"笄"字之坏文。"笄"与"滑"，则平入相叶。笄或以玉或以象牙，正与脉"盈实而滑"之义合。古人用笄有二种，一为固发之笄，一为固冠之笄。固发之笄短，固冠之笄长。"长笄"者，其指固冠之笄与？

玉机真藏论篇第十九

一二四、冬脉如营。

王注曰："脉沈而深，如营动也。"

樾谨按："深沉"与"营动"义不相应，据下文"其气来沉以搏"，王注以"沈而搏击于手"释之，"营动"之义，或取于此。然《新校正》云《甲乙经》"搏"字为"濡"。濡，古"软"字，乃冬脉之平调。若"沉而搏击于手，则冬脉之太过脉也"，当从《甲乙经》"濡"字。然则经文"搏"字本是误文，不得据以为说。

今注"营"之言"回绕"也，《诗·齐谱正义》曰："水所营绕，故曰营丘"，《汉书·吴王濞传》《刘向传》注并曰："营，谓回绕之也。"字亦通作"萦"，《诗·樛木》篇"传"曰："荣，旋也。""旋"亦"回绕"之义。冬脉深沉，状若回绕，故如"营"。

一二五、五藏受气于其所生，传之于其所胜，气舍于其所生，死于其所不胜。

樾谨按：两言"其所生"，则无别矣，疑下句衍"其"字。"其所生"者，其子也；"所生"者，其母也。《藏气法时论》："夫邪气之客于身也，以胜相加，至其所生而愈，至其所不胜而甚，至于所生而持。"王注解"其所生"曰："谓至己所生也"，解"所生"曰："谓至生己之气也"，一曰"其所生"，一曰"所生"，分别言之，此亦当同矣。

一二六、其见人者，至其所不胜之时则死。

邕按："时"，有二说：一为春夏秋冬之时，上文所谓"四时之序"者是也；一为周一日夜之时，上文所谓"一日一夜五分之"。王注云"朝主甲乙，昼主丙丁，四季土主戊己，晡主庚辛，夜主壬癸"是也。（若以后世十二辰言之：朝，寅卯也；昼，巳午也；四季土，辰未戌丑也；晡，申酉也；夜，亥子也。《灵枢》有《顺气一日分为四时》篇，则云"朝则为春，日中为夏，日入为秋，夜半为冬"。彼四分之，是朝，寅卯辰也；日中，巳午未也；日入，申酉戌也；夜半，亥子丑也。不别分四季土，以四季土亦当一分，实不若四分之允。抑五分之说，或当如张志聪《集注》云："昧旦主甲乙，昼主丙丁，日昃主戊己，暮主庚辛，夜主壬癸。"则真五分矣。但与四分之说，又别为两说而不可合也。）上文云"真藏见，目不见人，立死"，"立死"者，即时死也。此言"其见人者，至其所不胜之时则死"者，苟非"不胜之时"，犹不死也，则"时"为周一日夜之时，其义本无可疑，独王注云："不胜之时，谓于庚辛之月。"不言"时"而言"月"，其语颇异。凡言"时"，止有以上二说，从无谓"月"为"时"者。曰"庚辛之月"，则疑王本实作"不胜之月"，不作"不胜之时"，而"月"乃"日"字之误也。何以言之？上文云："真藏见，十月之内死。"彼"十月"当作"十日"，诸家多已订正。盖彼上下文皆言"真藏见，乃予之期日"，且曰"大骨枯槁，大肉陷下，胸中气满，喘息不便，内痛引肩项，一月死；真藏见，乃予之期日。"然则"一月死"者，真藏犹未见也。此可知真藏见，且无及一月，安及十月？"十月"之当作"十日"，至不可易。而彼王注云"期后三百日内"，是已从误本作解矣。以彼例此，知此亦误作"月"，故亦从误本作解，谓"不胜之月，谓于庚辛之月"也。盖王本"日"误为"月"，而后人又改"月"为"时"。改月为时者，正明知真藏见，死必不久，不能及月也。今以作"日"言之，则亦可通。上文言"目不见人，立死"者，即日死也；此言"其见人，至所不胜之日则死"者，苟非"不胜之日"，犹不死也。王言"庚辛之月"，本之《平人气象论》"肝见庚辛死"之语，彼正言"庚辛日"，非谓"庚辛月"。（以干支纪月，亦起后世。）庚辛之日，十日之内必有一遇，然则"至所不胜之日死"，亦谓"不出十日"耳。因王注而漫疑及此，书之，俟医工参验可也。（今按：王注"月"字却可疑。然正文"时"字不当改"日"。上文言"一日一夜五分之，此所以占死生之早暮也"，赖有此条一"时"字应之。不然，上诸条皆言"日"，若并此条亦言"日"，则前文为无著矣。）

一二七、其形肉不脱，真藏虽不见，犹死也。

邕按：上"不"字疑因下"不"字而衍。其形肉脱，故云"真藏虽不见，犹死也"。"形肉不脱"，则句中亦当著"虽"字，云"形肉虽不脱，真藏虽不见"，二句为偶文，然恐非也。或云"不"字当作"已"，《三部九候论》云："形肉已脱，九候虽调，犹死。""九候虽调"，即"真藏虽不见"，此文正可例，"形肉已脱"，即"形肉脱"。有"已"字，无"已"字，其义一也。《玉版论要》篇云："色夭面脱不治"，则脱者不治，不脱当不至死矣。（上文"其脉绝不来，若人一息五六至"，或疑"不"字亦衍。按：吴崑注引一说云："脉绝不来，忽然一息五、六至，必死也。"则彼文有"不"字，亦可解，犹不必衍。）

三部九候论篇第二十

一二八、"上部天，两额之动脉"九句。

林云："详自'上部天'至此一段，旧在当篇之末，义不相接，今依皇甫谧《甲乙经》编次例，自篇末移至此也。"

按：岐伯对帝，先言"下部"，次"中部"，次"上部"，故下文亦先言"下部之天以候肝，地以候肾，人以候脾胃之气"。次及中部，次及上部，次及五藏之败。三部九候之失，次及可治之法，并无缺文。篇末九句复衍无义。林既悟其非，而漫移于此，亦蛇足矣，宜删。

藏气法时论篇第二十二

一二九、肝病者，平旦慧。

邕按："慧"即当训"愈"。《方言·陈楚》篇云："南楚病愈者或谓之慧。"《广雅·释诂》云："慧，瘉也。""瘉"即"愈"也。《说文·疒部》云："瘉，病瘳也。"是也。《说文》无"愈"字，或谓即"愉"字之别体，则"愈"为"瘉"之借字耳。"肝病者，平旦慧"者，"肝病者，平旦愈"也，即上文"病在肝，愈于夏""肝病者，愈在丙丁"之"愈"也。下文云"下晡甚，夜半静"，"甚"者，即上文"甚于秋"之"甚"，又即"加于庚辛"之"加"也。"静"者，即上文"持于冬""持于壬癸"之"持"也。"慧"与"愈"，"甚"与"加"，"静"与"持"，皆异字而同义也。王注解"慧"为"爽慧"，犹《方言》郭璞注解"慧"为'意精明'，推原其意，或未始无理。顾在《方言》既云"病愈谓之慧"，则推原其意作解可也。此文止言"肝病者，平旦慧"，则何如训"慧"为"愈"之直捷乎？王念孙《广雅疏证》已引此以证彼，而《素问》家鲜能援《方言》《广雅》以释此者，故特为明之。下文"心病者，日中慧""脾病者，日昳慧""肺病者，下晡慧""肾病者，夜半慧"，并放此。

宣明五气篇第二十三

一三〇、胃为气逆、为哕、为恐，大肠小肠为泄，下焦溢为水。膀胱不利为癃，不约为遗溺。胆为怒。

邲按：此三十三字非《素问》原文，疑是古《素问》家注语而杂入正文者。（古书多注语，特古人或不必称"注"耳。）上文云："五气所病：心为噫，肺为咳，肝为语，脾为吞，肾为欠、为嚏。"故下文结之云："是为五病。"注家于"心""肺""肝""脾""肾"之外，又广及"胃""大肠""小肠""下焦""膀胱""胆"，以补正文之所不及，古注恒有此例。今杂入正文，则下文"是为五病"句不可通矣。且此篇通篇止言"五藏"，不及"六府"，则此文之非《素问》原文，固灼然易见。《素问》中有古注语，即前后亦多见之，姑略为拈出，以证其说。如《阴阳离合论》云："命曰阴处，名曰阴中之阴。"夫既言"命曰"，不应复言"名曰"。下文"则出地者，命曰阴中之阳"，（俞荫甫太史《余录》云："则当为'财'。财出地者，言'始出地'也。"）有"命曰"，无"名曰"，即其例。以下文"命曰"例此，则此亦当言"命曰"，不当言"名曰"，（下文"名曰"亦叠见，"命曰"亦见，皆言"名"不言"命"，言"命"不言"名"。）盖"命曰阴处"四字为《素问》原文，"名曰阴中之阴"六字乃注语，即以"名曰"释"命曰"也。而"阴处"二字艰奥，故傍下文"阴中之阳"之意，而即以"阴中之阴"释"阴处"之义也。以六字杂入正文，则文复而不可解矣。又如《移精变气论》"标本已得，邪气乃服"，林《校正》引全元起本又云："得其标本，邪气乃散矣。"此九字即"标本已得"八字之注语，故王本无之，而全本亦杂入正文，则亦不可解矣。又如《平人气象论》云："左乳下，其动应衣，脉宗气也。"又云："乳之下，其动应衣，宗气泄也。""乳之下"十一字，亦即"左乳下"十一字之注语。《素问》言"脉宗气"，而注者谓是"宗气泄"，故林校引全本及《甲乙经》无"乳之下"十一字，则王本亦杂入者矣。又如《玉机真藏论》云："病之且死，必先传行，至其所不胜，病乃死。此言气之逆行也，故死。""此言"九字亦即"病之且死"十六字之注语。又云："故曰别于阳者知病从来，别于阴者知死生之期，言知至其所困而死。""言知"八字亦即"故曰"十九字之注语。又如《刺疟》篇云："令人先寒洒淅，洒淅寒甚。""洒淅寒甚"四字之为注语尤明甚。又如《腹中论》云："不可服高粱、芳草、石药。石药发癫，芳草发狂。"下八字之为注语亦明甚。盖黄帝问语不应先自解说也。凡兹诸条，随笔所举，细核全书，其类尚多。《奇病论》："然后调之。"林《校正》云："此四字，全注文，误书于此，今当删去之。"又，王注云："是阳气太盛于外，阴气不足故有余也。"林《校正》云："此十五字，旧作文写，乃是全注，后人误书于此，今作注书。"则全注且有误为正文者，《素问》无，古注则已有，则岂能无杂入哉？

宝命全形论篇第二十五

一三一、岐伯对曰："夫盐之味咸者,其气令器津泄,弦绝者,其音嘶败;木敷者,其叶发;病深者,其声哕。人有此三者,是谓坏府,毒药无治,短针无取,此皆绝皮伤肉,血气争黑。"

《新校正》云:"按《太素》云:'夫盐之味咸者,其气令器津泄,弦绝者,其音嘶败;木陈者,其叶落;病深者,其声哕。人有此三者,是谓坏府,毒药无治,短针无取。此皆绝皮伤肉,血气争黑。'三字与此经不同,而注意大异,杨上善云:'言欲知病微者,须知其候。盐之在于器中,津液泄于外,见津液而知盐之有咸也;声嘶,知琴瑟之弦将绝;叶落,知陈木之已尽。举此三物衰坏之征,以比声哕,识病深之候。人有声哕同三譬者,是为府坏之候。中府坏者,病之深也。其病既深,故针药不能取,以其皮肉血气各不相得故也。'再详上善作此等注,义方与黄帝上下问答义相贯穿,王氏'解盐''器津',义虽渊微,至于注弦绝音嘶、木敷叶发,殊不与帝问相协,考之不若杨义之得多也。"

橚谨按:杨上善注,以上三句譬下一句,义殊切当。"木敷""叶发",亦当从彼作"木陈""叶落",本是喻其衰坏,自以"陈""落"为宜也。惟"人有此三者"句,尚未得解。经云"有此三者",不云"同此三者",何得以"同三譬"说之?疑"此皆绝皮伤肉,血气争黑"十字,当在"人有此三者"之上。"绝皮"一也,"伤肉"二也,"血气争黑"三也,所谓"三者"也。"病深"而至于"声哕,此皆绝皮伤肉,血气争黑,人有此三者,是谓坏府,毒药无治,短针无取"。文义甚明。传写颠倒,遂失其义。

又按：《太素》与此经止"陈""落"二字不同，而《新校正》云"三字"者，盖"其音嘶败"，王本作"其音嘶嗄"，故注云："阴囊津泄而脉弦绝者，诊当言音嘶嗄败易旧声尔"，又曰："肺主音声，故言音嘶嗄"，皆以"嘶嗄"连文，是其所据经文必作"嘶嗄"，不作"嘶败"，与《太素》不同，故得有三字之异也。

一三二、木敷者，其叶发。

邑按："敷"与"陈"义本相通。《汉书·宣帝纪》颜注引应劭云："敷，陈也。"《韦元成传》注云："陈，敷也。""敷"为"陈布"之"陈"，亦为久旧之"陈"。凡一字之有分别义，悉由一义之通转而得，训诂之法，颇无泥滞。然则"木敷者，其叶发"即林校引《太素》云"木陈者，其叶落"也。"木陈"，谓"木久旧"也。《汉书·文帝纪》颜注云"陈，久旧也"是也。则"木敷"亦若是义矣。"发"当读为"废"，《论语·微子》篇陆释引郑本"废"作"发"。《庄子·列御寇》篇陆释引司马本"发"作"废"。《文选·江文通杂体诗》李注云："凡草木枝叶凋伤谓之废"，此其义也。故"其叶发"者，"其叶废"也。其叶废，即"其叶落"矣。王注云："敷，布也。言木气散布，外荣于所部者，其病当发于肺叶之中。"此说其戾。木既敷荣，何为病发？（《灵枢·五变》篇云："夫木之蚤花先生叶者，遇春霜烈风，则花落而叶萎。"是谓"蚤花先生叶"。今止一"敷"字，亦不足以尽此义。）且《素问》止言"其叶发"，不言"其叶发病"，安得增设而为是说也。林《校正》谓《太素》三字与此经不同，而注意大异，不知字虽不同，而意实无别也。（林言三字不同，"陈"与"敷"也，"落"与"发"也。其一乃指上文"嘶败"之"败"字，王本原作"嗄"，说见俞荫甫太史《余录》。今浙局本于下文"血气争黑"之"黑"字作"异"，当属刊误，不得为林指三字之一也。）

宝命全形论篇第二十五

一三三、心为之乱惑，反甚其病，不可更代。

邕按："反甚其病"四字当读作一句。盖心既为之乱惑，则所以治其病者，必多不合。故不惟不能除其病（上文云："余欲针除其疾病。"），反使其病加甚而不可更代。义本明显。王注于此简略，其读法不可知，而后人率误读"心为之乱惑反甚"为句（高世栻并读"心"字属上句，益谬），"其病不可更代"为句，原其意，似欲斡旋黄帝之治病必无反使其病加甚之理。殊不知下文云"百姓闻之以为残贼"，若但病"不可更代"，何至"以为残贼"乎？"以为残贼"，正为"反甚其病"故也。且正惟"反甚其病"，故欲为之"更代"而又"不可"。苟第"心为之乱惑反甚"，亦何至为"更代"之说乎？"更代"者，谓欲以己身更代病者之身也。王注于"更代"义亦略，而后人率解为更易时月，益误矣。邕于此更有所感，夫以黄帝之用心如彼（上句云："余念其痛。"），而治病犹如此。今之医工辄自谓己所治病若无一不全者，是其术竟过于黄帝乎？（《灵枢·邪气藏府病形》篇云：上工十全九，中工十全七，下工十全六。然则十全九已为上工矣。《周礼·医师职》："十全为上，十失一次之，十失二次之，十失三次之，十失四为下。"盖十全殊难得也。）

一三四、土得木而达。

邕按：此"达"字盖当主本义为说。《说文·辵部》云："达，行不相遇也。""行不相遇"，为"达"字本义。则"达"之本义竟是"不通"之谓。凡作通达义者，欲以反义为训。书传用"达"字多用反义，惟此"达"字为得本义耳。土得木者，木克土也，土受木克而曰"达"，非"行不相遇"之义乎？王注乃于此"达"字亦训"通"，疏矣。上文云"木得金而伐，火得水而灭"，下文云"金得火而缺，水得土而绝"，"达"字与"伐""灭""缺""绝"等字同一韵，义亦一类。苟为通达之义，不且大相刺谬乎！（张志聪《集注》云："木得金则伐，火得水则灭，金得火则缺，水得土得绝，此所胜之气而为贼害也；土得木而达，此得所胜之气而为制化也。"高世栻《直解》云："金能制木，故木得金而伐；水能制火，故火得水而灭；木能制土，始焉木王，既则木之子火亦王，火王生土，故土得木而达；火能制金，故金得火而缺；土能制水，故水得土而绝。"皆不明"达"字之义，而曲说支离矣。）"行不相遇"，与"伐""灭""缺""绝"正一律也。朱骏声《说文通训》谓："惟《书·顾命》'用克达殷集大命'，似当训'绝'。《礼·内则》左右'达'为夹室，所以相隔。《吴语》'寡人其达王于甬句东'，与'不相遇'义近。"邕意窃不敢漫和。《说文》家竟未有援及此文以证彼者，而《素问》家亦无引《说文》本义以释此'达'字。甚矣，读书之难于贯澈也。

一三五、从见其飞，不知其谁。

邕按："从"字盖"徒"字形近之误。徒见其飞，故曰"不知其谁"也。"不知"与"徒见"，意义针合。"徒"误为"从"，便失旨矣。王注云："如从空中见飞鸟之往来。"以"如从"解"从"，谬甚。

八正神明论篇第二十六

一三六、则人血淖液而卫气浮。

邕按："淖"盖当作"淖"。"淖""淖"形近而误。"淖"即《阴阳别论》"淖则刚柔不和"之"淖"字。《释音》云"淖同潮"，是也。彼王注云："血淖者，阳常胜。""血淖"二字即可证。此云"卫气浮"，下文云"故血易写，气易行"，是即阳胜之谓矣。王于此无注，而其字作"淖"。张志聪《集注》云："淖，和也。"殆误矣。（《离合真邪论》《经络论》及《灵枢·邪气藏府病形》《决气》篇《行针》篇并出"淖泽"字，疑彼"淖"字皆"淖"字之误。）抑"液"或当读"汐"。"液"谐"夜"声，"夜"即从"夕"，亦省声，而"夕"声亦同部可谐。《说文》无"汐"字，故借"液"为之。"淖液"者，即"潮汐"也。如《五藏生成》篇言"四支八溪之朝夕也"。彼"朝夕"即"潮汐"，前人已言之，此借"液"为"汐"，犹彼借"夕"为"汐"矣。（《移精变气论》"虚邪朝夕"，或亦当读"潮汐。"）

一三七、故日月生而泻，是谓藏虚。

樾谨按：上云"月始生，则血气始精，卫气始行"，又云"月生无泻"，并言"月"，不言"日"，且"日"亦不当言"生"也。"日"疑"曰"字之误。

一三八、四时者，所以分春秋夏冬之气所在，以时调之也；八正之虚邪而避之勿犯也。

樾谨按："调"下衍"之也"二字，本作"四时者，所以分春秋夏冬之气所在，以时调八正之虚邪而避之勿犯也"。今衍"之也"二字，文义隔绝。

一三九、入则伤五藏，工候救之，弗能伤也。

邑按：此古文倒装法，若云"工候救之，弗能伤也，入则伤五藏"。"工候救之"，承上文"两虚相感，其气至骨"而言。盖其气至骨之时，工犹可以候救。救者，即救使勿入伤五藏也。入则伤五藏。至于伤五藏，工亦弗能救矣。故下文云"天忌不可不知也"。"入则伤五藏"句，倒在"工候"之上，则意义似艰奥。于是或疑"弗能伤"之"伤"字，如《左·成十年传》"公梦疾为二竖子曰'彼良医也，惧伤我'"之"伤"，谓"医伤病"，非谓病伤人。则"伤"字如"治"字之义，究不若依古文倒装法为允，否则直错误耳。

一四〇、慧然在前，按之不得，不知其情，故曰形。

樾谨按：慧然在前，本作"卒然在前"。据注云"'慧然在前，按之不得'，言三部九候之中，卒然逢之，不可为之期准也。《离合真邪论》曰：'在阴与阳，不可为度，从而察之，三部九候，卒然逢之，早遏其路'，此其义也。"注中两"卒然"字，正释经文"卒然在前"之义。因经文误作"慧然"，遂改注经文亦作"慧然在前"。非王氏之旧也。寻经文所以致误者，盖涉下文"慧然独悟，口弗能言"而误。王于下文注曰："慧然，谓清爽也"，则知此文之不作"慧然"矣。不然，何不注于前而注于后乎？

离合真邪论篇第二十七

一四一、不可挂以发者，待邪之至时而发针泻矣。

樾谨按："不可挂以发者"六字衍文，"泻"字乃"焉"字之误。本作"待邪之至时而发针焉矣"。盖总承上文而结之。上文一则曰"其来不可逢，此之谓也"，一则曰"其往不可追，此之谓也"。此则总结之曰："待邪之至时而发针焉矣。"正对黄帝"候气奈何"之问。今衍此六字，盖涉下文而误，下文云："故曰知机道者，不可挂以发；不知机者，扣之不发"，今误入此文，义不可通。又据上文，虽是言"泻"，然"发针泻矣"，殊苦不词。盖"泻"与"焉"形似而误耳。

一四二、不知三部者，阴阳不别，天地不分。

邑按：此十三字错简也。当在下文"以定三部"之下，"故曰刺不知三部"之上。其文云"地以候地，天以候天，人以候人，调之中府，以定三部。不知三部者，阴阳不别，天地不分，故曰刺不知三部九候病脉之处"云云，"不知三部"者，即承"以定三部"而言；"故曰刺三部"，即承此"不知三部者"而言，其文甚明。此十三字错在前，则语意隔绝不可通矣。张志聪《集注》、高世栻《直解》乃以"地以候地，天以候天，人以候人"三句为亦承此"不知三部者"言，实谬甚。夫"地以候地，天以候天"，是明明分天地矣。既以"不分天地者"为"不知三部"，何又以"分者"为"不知三部"乎？且《三部九候论》云："下部之天以候肝，地以候肾，人以候脾胃之气。"中部"天以候肺，地以候胸中之气，人以候心"。上部"天以候头角之气，地以候口齿之气，人以候耳目之气"。所谓"地以候地，天以候天，人以候人"者，即此是也。安得谓不知三部者乎？抑必以"地以候地"三句为承"不知三部者"言，而"调之中府，以定三部"二句仍与"地以候地"三句不可接合，故不以此十三字为错简在前，直须合下三句都二十五字为错简矣。

通评虚实论篇第二十八

一四三、脉虚者，不象阴也。

邕按："阴"下疑脱"阳"字。"阳"与上文"常"字、"恇"字为韵，脱"阳"字则失韵矣。且脉不能有阴无阳，脉虚而第谓"不象阴"，亦太偏举矣。王注谓"不象太阴之候。气口者，脉之要会，手太阴之动"，张啸山先生校已讥其望文。先生疑"不象阴"有误，邕则以为有脱而非误。《素问》有《阴阳应象论》篇。然则'不象阴阳'者，谓阴阳失其所应象耳。

一四四、岐伯曰：脉气上虚尺虚，是谓重虚。

注："言尺寸脉俱虚。"林按："《甲乙经》作'脉虚气虚尺虚，是谓重虚'，此少一'虚'字，多一'上'字。王注言'尺寸俱虚'，则不兼气虚也。"

按：下文明列"气虚""尺虚""脉虚"三款，盖此文脱误。若如王注，则一"脉虚"而已。

一四五、所谓气虚者，言无常也。

注："寸虚则脉动无常。"

按：经文明云"言无常"，何得以"脉动"解之？林引杨上善云："气虚者，膻中气不定也。"然则"言无常"谓"言语不属"，正与下"行步恇然"相对。

一四六、针手太阴各五，刺经太阳五，刺手少阴经络傍者一，足阳明一，上踝五寸，刺三针。

注："经太阳，谓足太阳也。手太阴五，谓鱼际穴，在手大指本节后内侧散脉。"

按：经文先言"手太阴"，次言"经太阳"，注乃先释"经太阳"。又经只"手太阴""经太阳""手少阴""足阳明"，注又增"手太阳""足少阳"。此节论"刺惊痫""刺霍乱"则已，注在前节，而此注末云"悉主霍乱"。疑传写错乱。

太阴阳明论篇第二十九

一四七、则身热不时卧，上为喘呼。

彝按：此"时"字疑误，或当作"得"。"得"与"时"形近，故误"得"为"时"。不得卧，始为病。若"不时卧"，今之养病者有之，非所谓病也。且既云"身热"，又"上为喘呼"，则其病正合"不得卧"，岂尚能"不时卧"乎？王无注，后人或解"不时卧"为"不能以时卧"，其义则近矣，然不能以时卧，不当但云"不时卧"。凡言"不时"，如《气交变大论》云："则不时有埃昏大雨之复"，"则不时有和风生发之应"，"则不时有飘落振拉之气"。《至真要大论》云："便溲不时"，皆"不以时而有之"之义，非"不能以时有"之义，（《缪刺论》云："其不时闻者，不可刺也。"王注云："不时闻者，络气已绝，故不可刺。"吴崑注云："绝无所闻者为实，不时闻者为虚。虚而刺之，是重虚也，故在禁。"按：两说相反，吴解"不时"之义为合。至如《上古天真论》云："不时御神。"则实"不解"之误，见林《校正》引别本，盖"不解"犹彼上文言"不知"也。误作"不时"，无义。）故知此"时"字实"得"字之误也。《热论》云："故身热不得卧也。"《刺热》篇云：热争则不得安卧。《逆调论》云："有不得卧不能行而喘者，有不得卧，卧而喘者。"皆足以证此矣。其"不得卧"三字，在他篇犹屡见。

刺热篇第三十二

一四八、荣未交。

邕按："荣未交"似当从林《校正》，据《甲乙经》《太素》作"荣未夭"为是。上文云："太阳之脉，色荣颧骨，热病也。""荣"即承"色荣"言，是"荣"即"色"矣。"荣未夭"即"色未夭"也。《玉机真言论》云："色夭不泽，谓之难已。"然则色夭者难已，色未夭者，不至难已也。故下文云"曰今且得汗，待时而已"。"夭"误为"交"，实无义。抑在古音，"夭""交"同部，或读"交"为"夭"，亦无不可。而王注言"色虽明盛，但阴阳之气不交错"，则据《评热病论》"阴阳交"为说。然彼明言"阴阳"，此止言"荣"，似未可据彼说此也。至谓交者次如下句。按：下句云："与厥阴脉争见者，死不过三日。"是言"争"，不言"交"。"交"与"争"，义相似而实相反也。后人立说更未得确，故不知从作"夭"之义可解。林校又云："下文'荣未交'亦作'夭'。"是《甲乙》《太素》两处皆"夭"字可据也。

一四九、太阳之脉，色荣颧骨，热病也。

注："颧骨，谓目下当外眦也。"

按："荣颧"者，色之见于面部者也。言颧不必言骨，林引杨上善"骨"字下属，是。

评热病论篇第三十三

一五〇、谷生于精。

邕按：此"于"字但作语辞，与上句"于"字不同。上句云："人所以汗出者，皆生于谷。"谓"谷生汗"也。此言"谷生于精"，非谓"精生谷"也。故王注云："言谷气化为精，精气胜乃为汗。"然则止是"谷生精"耳。谷生精，而云"谷生于精"，则"于"字非语辞而何？此犹《灵兰秘典论》云："恍惚之数生于毫厘，毫厘之数起于度量。"亦止是"恍惚之数生毫厘，毫厘之数起度量"耳。是《素问》中固有用此"于"字一法。顾观光校彼两"于"字亦以为止是语辞，引《谷梁·文六年传》"闰月者，附月之余日也，积分而成于月者也"为证，而于此无校，故特为一补。又按：细玩王注言"谷气化为精"，似以"为"字代"于"字，王引之《经传释词》却有"于，犹为也"一释，顾氏所引《谷梁·文六年传》一条，亦引在内。然则"谷生于精"者，谓"谷生为精"；"恍惚之数生于毫厘，毫厘之数起于度量"者，谓"恍恍之数生为毫厘，毫厘之数起为度量"，亦未始非一解。然如《逆调论》云："肾者，水也，而生于骨。"彼虽解作"生为骨"亦可通，而《甲乙经·阴受病发痹》篇作"肾者，水也，而主骨"，无"于"字，则"于"但作语辞明矣。又如《战国·燕策》云："夫制于燕者，苏子也。"彼"于"字却不可解作"为"。鲍彪注云："言其制燕。"则又明是语辞矣。就王释所引各条，《谷梁传》之外并作"为"字解者，其实即作语辞解，亦皆无害也。

一五一、使人强上冥视。

雹按："强上"无义。"上"疑"工"字之误，"工"盖"项"字之借。"项"谐"工"声，故借"工"为"项"。"强工"者，"强项"也。王注云："故使人头项强而视不明也。"即其证矣。后人就误本"上"字生说者俱非。

评热病论篇第三十三

逆调论篇第三十四

一五二、人身非常温也，非常热也。

邕按："常"本"裳"字。《说文·巾部》云："常，下帬也，或体作裳。"是"常""裳"一字，书传多以"常"为"恒常"义，而"下裙"之义乃习用"裳"，鲜作"常"。致王注于此误谓"异于常候，故曰非常"，而不知下文云"人身非衣寒也"，以彼"衣寒"例此"常温""常热"，则其即"裳温""裳热"明矣。裳，犹衣也。《诗·斯干》篇郑笺云："裳，昼日衣也。"《小戴曲礼记》孔义云："衣，谓裳也。"是"裳""衣"本可通称，"裳温""裳热"，犹"衣温""衣热"也。此言"裳"，下文言"衣"，变文耳。

一五三、人有四支热，逢风寒如炙如火者，何也？

邕按："寒"字当衍。下文云"逢风如炙如火者"，无"寒"字，可证。且云"四支者，阳也，两阳相得。"惟止言"风"。故"四支"阳，风亦阳，是为"两阳"。若"寒"，则杂阴矣。《疟论》云"夫寒者，阴气也；风者，阳气也"是也。或依下文，谓"寒"字即"而"字之误，亦未可知。

疟论篇第三十五

一五四、因遇夏气凄沧之水寒。

邕按：此"水"字为"小"字之误，无疑。不特林《校正》引《甲乙经》《太素》作"小寒迫之"，可证。"迫之"二字或不必依补，而"水寒"之作"小寒"，则如《气交变大论》王注云："凄沧，薄寒也"。"薄寒"即"小寒"。以"薄寒"释"凄沧"，正本此"凄沧之小寒"立说。又《五常政大论》注云："凄沧，大凉也。""大凉"亦即"小寒"之义。盖在"寒"犹为"小"，在"凉"已为"大"矣。然则王本于此亦作"小寒"而不作"水寒"，可据订正。

刺疟篇第三十六

一五五、二刺则知。

邕按："知"当训"愈"。《方言·陈楚》篇云："知，愈也。南楚病愈者或谓之知。""知，通语也。或谓之慧。"然则谓"愈"为"知"，犹《藏气法时论》谓"愈"为"慧"，（说见前。）皆南楚之言也。上文云"一刺则衰"，谓疟衰也；下文云"三刺则已"，谓疟已也；"则愈"者，谓疟愈也。"愈"在"衰""已"之间，则愈于疟衰，而疟犹未能已之谓也。故"知"与"已"有别。"知"之于"已"，亦犹《藏气论》"慧"之于"静"。彼"慧"之于"静"，即彼上文"愈"之于"起"，"起"之言"已"也。王于此无注，不免疏略。而如张志聪《集注》云："一刺则病衰，二刺则知，三刺则病已。上古以小便利，腹中和为知。""以小便利，腹中和"为知，未详何本。但即其注"衰"曰"病衰"，"已"曰"病已"，而"知"不曰"病知"，盖其义实不便于"知"上亦加"病"字，则不如训"知"为"愈"，即不妨曰"病知"。"病知"即"病愈"也。要三句并指疟言，"病"字不可唐突没却。《腹中论》云："一剂知，二剂已。""知"字放此。（《腹中论》上文云："名曰鼓胀，治之以鸡矢醴。"王注云："古《本草》鸡矢并不治鼓胀，惟大利小便。"张《集注》或即因此附会。《腹中论》吴崑注云："知，效之半也；已，效之全也。"意殊得之，语出杜撰。）

举痛论篇第三十九

一五六、举痛论篇第三十九

《新校正》云："按全元起本在第三卷，名《五藏举痛》，所以名'举痛'之义未详。按本篇乃黄帝问五藏卒痛之疾，疑'举'乃'卒'字之误也。"

按：林说非也。举者，辨议之言，此篇辨议诸痛，故以"举痛"为名。《墨子·经上》云："举，拟实也。"《说》云："举，告以文名，举彼实也。"《吕氏春秋·审应》篇云："魏昭王问于田诎曰：'闻先生之议曰：为圣易，有诸乎？'田诎对曰：'臣之所举也。'"《荀子·儒效》篇亦云："缪学杂举。"皆此篇名之义，林亿改为"卒痛"，殆未达"举"字之古义矣。

一五七、善言人者，必有厌于己。

邕按："厌"当训"合"。《说文·厂部》说："厌，一曰合也。"《国语·周语》韦解亦云："厌，合也。"元应大方等《大集经音义》引《仓颉》篇云："伏合人心曰厌。"然则"善言人者必有厌于己"，犹上文"善言古者必有合于今"，"厌"与"合"同一义也。王注云："静虑于己，亦与彼同。"似训"厌"为"同"。"同"亦"合"也，而诂语不著，故后人多训为"足"。此不如训"合"之善矣。又，"厌"字与上文"验"字叶韵，"验""厌"与"合"字转韵亦可叶。是为叶韵在句中之例。

腹中论篇第四十

一五八、先唾血。

邑按：此"先"字当因上文"先"字而衍。

风论篇第四十二

一五九、或为风也。

邕按："或"字当涉上文诸"或为"字而误。盖本作"同"，故下文云："其病各异，其名不同。""同"误为"或"，则句不成义。

一六○、然致有风气也。

邕按："有"字吴崑本作"自"字。吴本诸所改易，注中皆出僭易字，此不注，则其所据原本作"自"字也，当从之。上文云"无常方"，故作转语云："然致自风气也。"言虽无常方，然其致病则仍由风气耳。"自"误为"有"，则义不可解。林《校正》引全元起本及《甲乙经》，"致"字作"故攻"。奚方壶校云："林校'攻'字衍。"按：今《甲乙经·阳受病发风》篇无"攻"字，则"攻"字为衍，信。但作"然故有风气也"，仍不可解。窃疑全本及《甲乙经》亦作"然故自风气也"。"故自风气"与"致自风气"，惟"故"致"义略别"，要大旨一也。

痹论篇第四十三

一六一、行络时疏，故不通。

邕按："通"即读为"痛"。"痛""通"并诸"甬"声，故得假借。《甲乙经·阴受病发痹》篇作"痛"，正字也；此作"通"，假字也。不省"通"为假字，则既言"疏"，又言"不通"，义反背矣。而或遂以"通"为误字，则不然，故不烦改"通"为"痛"。《素问》假字于此最显，注家多不明其例。盖医工能习六书甚少也。

一六二、凡痹之类，逢寒则虫。

邕按："虫"当读为"疼"，"疼"谐"虫"省声，故可通假。《说文·疒部》云："疼，动病也。"字又作"疼"，即上文云"其留连筋骨者疼久"。《释名·释疾病》云："疼痹，痹气疼疼然烦也。"（依吴志忠校本）然则"逢寒则疼"，正"疼疼然烦"，所谓疼痹矣。段玉裁《疒部》注以《释疾病》之"疼疼"，即《诗·云汉》篇之"虫虫"，则又"虫""疼"通借之一证。抑玄应《成实论音义》引《说文》"动病"作"动痛"。上文云："寒气胜者为痛痹。"又云："痛者寒气多也，有寒故痛也。"然则"逢寒则疼"，解作"逢寒则痛"，亦一义矣。要因痛，故疼疼然烦，两义初不背也。（动痛，本合两义为一。）王注云："虫，谓皮中如虫行"，望文生义，不足为训。《甲乙经·阴受病发痹》篇作"逢寒则急"，当属后人所改。下句云："逢热则纵。""虫"与"纵"为韵，改作"急"，则失韵矣。

一六三、凡痹之类，逢寒则虫，逢热则纵。

注云："虫，谓皮中如虫行。"《新校正》云："按《甲乙经》'虫'作'急'。"

按：虫，当为"瘨"之借字。《说文·疒部》云："瘨，动病也，从疒，虫省声。"故古书"瘨"或作"虫"。段玉裁《说文注》谓"瘨"即"疼"字。《释名》云："疼，旱气疼疼然烦也。""疼疼"即《诗·云汉》之"虫虫"是也。盖痹逢寒则急切而疼疼然不安，则谓之瘨。巢氏《诸病源候论》云："凡痹之类，逢热则痒，逢寒则痛。""痛"与"疼"义亦相近，王注训为"虫行"，皇甫谧作"急"，顾校从之，皆非也。

痿论篇第四十四

一六四、枢折挈。

邕按："挈"上疑脱"不"字。故王注云："膝腕枢纽如折去而不相提挈。"是王本明作"不挈"。若止言"挈"，何云"不相提挈"乎？且"枢折挈"三字本不成义。（《甲乙经·热在五藏发痿》篇"挈"作"瘦"。）

一六五、宗筋弛纵。

邕按："宗"当训"众"。《广雅·释诂》云："宗，众也。"《周书·程典》："商王用宗谗。"孔晁解亦云："宗，众也。"宗筋犹"宗谗"矣。"宗谗"为"众谗"，则"宗筋"为"众筋"，故下文云："阴阳总宗筋之会。"又《厥论》云："前阴者，宗筋之所聚。"曰"会"，曰"聚"，则"宗"之训"众"明矣。《厥论》"宗"字，《甲乙经·阴衰发热厥篇》正作"众"，尤为明据。

厥论篇第四十一

一六六、厥论。

邑按：厥本有二，有脚气之厥，有气逆上之厥。王注云："厥，谓气逆上也。"世谬传为脚气，《广饰方》论焉。要两说皆可存。《广饰方》今不传，不知其论云何。第就篇中言之，其云"热厥之为热也，必起于足下"，"寒厥之为寒也，必从五指而上于膝"，非明明指脚气乎？其云"厥或令人腹满，或令人暴不知人，或至半日，远至一日乃知人者"，非明明指气逆上乎？故即《素问》他篇诸言"厥"，亦当分别观之。《五藏生成》篇云："凝于足者为厥。"是脚气之厥也。《调经论》云："厥则暴死，气复反则生。"是气逆上之厥也。然则此《厥论》之"厥"，一字实赅二义。世传脚气，原为偏说，而不可为谬，王氏谬之而专主气逆上之说，亦为偏也。

病能论篇第四十六

一六七、故人不能悬其病也。

曾按："悬"盖读为"矊"字。或作"瞴"，故《说文·目部》训"矊"为"卢童子"，而《方言·钞嫽》篇云："驢瞳之子谓之瞴。""驢瞳子"即"卢童子"，明"瞴"即"矊"字。《楚辞·招魂》云："靡颜腻理，遗视瞴些。"《文选·江赋》李注云："瞴眇，远视貌。"然则"人不能矊其病"，当谓其病止自知，而人不能见之之意。上文言"卧而有所不安"，卧而有所不安，信惟自知而人不能见其病也。王注云："故人不能悬其病处于空中也。"臆说无当。

一六八、不然病主安在？

曾按："然"盖读为"僯"。《说文·人部》云："僯，意膬也。""意膬"疑是以意揣度之谓。"不僯病主安在"，不敢以意揣度，故为问也。王误以"不然"二字属上读，注云："不然，言不沉也。"则必非矣。"然"，从无"沉"字之训。如谓因上文"沉"字，故承之曰"不然"，语尤无理。后人强解，更无足道。《甲乙经》作"不知病主安在"，意义固甚明矣。正以意义甚明，何至误"知"为"然"，故彼"知"字当为浅人所改。

大奇论篇第四十八

一六九、并虚为死。

注："肾为五藏之根，肝为发生之主。二者不足，是生、主俱微，故死。"

按："生主"当作"根主"。

脉解篇第四十九

一七〇、正月太阳寅，寅，太阳也。

邕按：上"太阳"二字，疑即涉下衍。"正月寅，寅，太阳也。""太阳"正申释"寅"之义。今有两"太阳"，则复叠无理矣。

一七一、阳未得自次也。

邕按："次"当读为"恣"。"恣"谐"次"声，例得假借。《说文·心部》云："恣，纵也。""阳未得自恣者"，"阳未得自纵"也。王注云："次，谓立王之次。"望文臆说。

一七二、所谓耳鸣者，阳气万物盛上而跃。

按："万物"二字宜衍。上节云："所谓强上引背者，阳气大上而争。"是其例。

一七三、则为瘖俳。

邕按：此"俳"字顾观光校及张志聪《集注》并读"痱"，义固可通，然窃疑王本此"俳"字实作"踤"，故注云："俳，废也。"又云："舌瘖足废。"曰"足废"，明释从"足"之"踤"字矣。不然，何不如后之说者曰四肢废邪？是知王本实作"踤"，其注文亦本出"踤"，不烦改读为"痱"。

刺齐论篇第五十一

一七四、"黄帝问曰：愿闻刺浅深之分。岐伯对曰：刺骨者无伤筋"全篇。

按：上篇"刺皮无伤肉"云云，诫其太过，己言之矣，此又云"刺骨者无伤筋"，则恐刺深者误伤其浅也。然文似有倒乱，当云"刺骨者无伤筋，刺筋者无伤脉，刺脉者无伤肉，刺肉者无伤皮"。下文当云"刺骨无伤筋者，针至骨而去，不及筋也；刺筋无伤脉者，至筋而去，不及脉也；刺脉无伤肉者，至脉而去，不及肉也；刺肉无伤皮者，至肉而去，不及皮也"。末节又解上篇之意，亦有脱误，当云"所谓刺皮无伤肉者，病在皮中，针入皮中，无伤肉也；刺肉伤脉者，过肉中脉也；刺脉伤筋者，过脉中筋也；刺筋伤骨者，过筋中骨也；刺骨伤髓者，过骨中髓也"。"中脉""中筋""中骨""中髓"之"中"，当读去声，与下篇"刺中"之"中"同。此与上篇本当一篇，盖后人妄分。"

刺志论篇第五十三

一七五、邪在胃及与肺也。

邑按：“及”“与”二字同义，盖古人自有复语耳。故《调经论》云：“燔针劫刺其下及与急者。”亦以“及”“与”连文。吴崑本删去“与”字，未必当也。

经络论篇第五十七

一七六、皆亦应其经脉之色也。

邕按："亦"字疑衍。

气穴论篇第五十八

一七七、肋肘不得伸。

鲟按："肋"字当涉上文"筋"字误衍。上下文各四字句，不应此独多一字。

调经论篇第六十二

一七八、而此成形。

邕按："此成"二字盖倒。此者，此五藏也。成此形，成五藏之形也，与下文"身形"别。（"身形"下"五藏"二字涉下而衍，高世栻《直解》已订删。）

一七九、帝曰：神不足则悲。

邕按：此"悲"字必以"忧"字为是。王注云："悲一作忧，误也。"则以不误为误矣。然固明有作"忧"之一本也。林《校正》引《甲乙经》及《太素》并全元起注本，亦并作"忧"。上文云："神有余则笑不休。""忧"与"休"叶韵，若作"悲"，则失韵矣。盖"忧"字古作"惪"，"惪"与"悲"亦形相似而误也。

一八〇、洒淅起于毫毛。

注："洒淅，寒貌也。"林引《甲乙经》"洒淅"作"悽厥"，《太素》作"洫沴"。杨上善云："洫，毛孔也。逆流曰沴，谓邪气入于腠理，如水逆流于洫。"

按："悽厥"亦"寒貌"，与"洒淅"文异义同。"洫"与"洒"形近而为讹，"沴"则"淅"之坏文。《刺要论》云："淅淅然寒慄"，《皮部论》云："邪之始入于皮也，淅然起毫毛开腠理。""沴"皆"淅"之误。杨训"洫"为"毛孔"，未知所本，且如其说，则当作

"泝泅"矣。

一八一、内针，其脉中久留而视。

邕按："内针"二字当句。"其脉中"对下文"脉大"而言。脉不大，故曰"中"。《汉书·律历志》颜注所谓"中，不大不小也。"其脉中而不大，则不可即出针，故云"久留而视"。其脉大而过中，针又不可留，故下文云"脉大，疾出其针"也。王无注，近世读者辄不察"脉中"与"脉大"对文，而以"内针其脉中"作五字句，则合云"内针于脉中"，不当云"其"矣。又按：此云"久留而视"，上文云"出针视之"，"视"者究何视？窃谓视病人之目也，即《针解》所云"欲瞻病人目，制其神，令气易行"是也。若为视其针，则两"视"字并间文矣。

一八二、不足则四支不用。

邕按："用"读为"勇"。

四时刺逆从论篇第六十四

一八三、厥阴有余病阴痹，不足病生热痹。

邕按：依王注则"生"字当衍，吴崑注本无"生"字。

一八四、滑则病狐疝风。

邕按：下文诸言某"风疝"，则此"疝风"二字盖倒。

一八五、夏刺经脉，血气乃竭，令人解㑊。

邕按："解㑊"即"解惰"之义。此言"夏刺经脉，血气乃竭，令人解㑊"，犹《诊要经终论》言"夏刺春分，病不愈，令人解㑊"。"㑊"即"惰"字之借，是其明证。而彼林《校正》引此文亦作"令人解堕"，则一若林所据本此文原作"解堕"，不作"解㑊"者，则窃又不然。此文原作"㑊"，不作"堕"。彼引当顺彼文因作"堕"，"堕"，"㑊"，同字也，（新会李氏刻宋本《诊要论》亦作"堕"。）或传泻误耳。何以明之？此王注云："解㑊，谓寒不寒，热不热，壮不壮，弱不弱。"即本《刺疟》篇云："少阳之疟，令人身体解㑊，寒不甚，热不甚。"则明此本作"解㑊"矣。特彼既言"身体解㑊"，又言"寒不甚，热不甚"，则是分指两事言之，非以"寒不甚，热不甚"申"解㑊"之义。王于彼文误解，并又误解此文，则正赖此文有《诊要论》之一证矣。要此"解㑊"自作"解㑊"，不作"解㑊"，而"解㑊"即"解惰"之义，无以易也。《刺要论》云："胕酸，体解㑊然不去。"非即"解㑊"之义显据乎？然彼王注亦同此误解也。（《刺疟》篇止云"寒不甚，热不甚"，王注又增"壮不壮，弱不弱"，则实因《刺要论》之"解㑊"而妄造之也。故彼注云："解㑊，谓强不强，弱不弱，热不热，寒不寒。"盖止"热不热，寒不寒"不足以释彼之"解㑊"，此又足征"解㑊"之义本不尔也。至近工以"暑日发沙病"为"解㑊"，误始江瓘《名医类案》。今重订本已改彼"解㑊"作"沙"，虽失江书之旧，然所改固未可非也。书中又附载杭世骏与魏玉横《论解㑊书》一篇，甚详谛。）

一八六、刺五藏，中心，一日死。

按：自此至篇末，与上"帝曰：善"三字不相蒙，当有脱文。

五运行大论篇第六十七

一八七、然所合数之可得者也。

邕按："然"与"是"本同义。《小戴曲礼记》郑注云："然，犹是也。"此"然"字承上句"人中之阴阳"言，若云"是所合数之可得者也"，与他处"然"字作转语者不同。《六元正纪大论》云："然调其气。"彼承上文"达之""发之""夺之""泄之""折之"而言，亦当谓"是调其气"也，可以比证。王注用"然"字亦有同"是"字者。《五常政大论》注云："物既有之，人亦如然。""如然"即"如是"也。"然"之即"是"，本属恒语，惟此两经一注之"然"字为世罕用者耳。

一八八、风胜则地动。

邕按：此言地动因风力之胜使然。既非地震，亦非今西人地动之说。盖海中飓风暴至，即今所谓风潮者，吾乡岁或遇此厄。方极盛时，地固为之撼动，人颇觉之，特不细察，则专归之风力吹人而已。所谓"风胜则地动"，指此动也。若地震则由电力，不由风力。至于今西人谓地动是自然之动，《易·豫卦象传》所云"天地以顺动"者也，更非风力之谓矣。上文云："帝曰：'地之为下否乎？'岐伯曰：'地为人之下，太虚之中者也。'帝曰：'冯乎？'岐伯曰：'大气举之也。'"是《素问》固早持今世地球之说者。（或云，疑古宣夜说。）地球在大气中，既无冯藉，风力所胜，岂能无动？故其言"地动"者必指是矣。

气交变大论篇第六十九

一八九、反，胁痛。

邕按："反"，亦病名也，即《至真要大论》所谓"诸转反戾"是也。彼王注云："反戾，转筋也。"盖"筋转"谓之"反戾"，亦单曰"反"。"反，胁痛"者，"反戾"与"胁痛"，即"筋转"与"胁痛"二病也。注家多误作一病解，则"反胁"二字不可通。王注又倒作"胁反"，"胁反"二字亦仍不可通。下文云"病反、谵妄"，谓病"筋转"与"谵妄"也；又云"反，下甚"，谓"筋转"与"下甚"也。又云"病反，暴痛"，谓病"筋转"与"暴痛"也；又云"病反，腹满"，谓病"筋转"与"腹满"也。不知"反"之为病名而连下读之，诸文悉不可通矣。

一九〇、其主苍早。

邕按："早"当读为"皁"。《周礼·大司徒职》"其植物宜早物"，陆释云："早音皁。本或作皁。"是其证矣。彼郑注引司农云："早物，柞栗之属。"今世间谓"柞实"为"早斗"。"早斗"即"皁斗"也。依《说文》作"草斗"，《艸部》云："草，草斗，栎实也。""草"即"皁"之正字。自"草"字为"草木"之义所专，故"草斗"之"草"作为"皁"。"苍早"者，"苍色之皁"，正即《大司徒职》之"早物"也。王注乃云"苍色之物，又早凋落"，其说必谬。"早凋落"岂得不言"凋落"，而但曰"早"？但曰"早"，何以知其为"早凋落"乎？

或说据《广雅·释器》云："皁，黑也。"又云："缁谓之皁。"缁亦黑也。《说文》徐铉校云"栎实可以染帛为黑色"。则因其染黑，故引申之义即为黑，此"皁"与"苍"连文，宜从黑义。"苍皁"即"苍黑"，似尚可备一通。然以下文"其主黅谷"证之，亦殆不然也。"黅谷"者，"黅色之谷"。"黅色之谷"与"苍色之皁"可俪。以"苍皁"作"苍黑"义，句法背例矣。且曰"其主苍黑"而不指其物，则其所主"苍黑"者，果何物也？

一九一、民病寒疾，于下甚则腹满浮肿。

邕按：此盖当读"民病寒疾"为句，"于下甚则腹满浮肿"为句。自来读"民病寒疾于下"为句，似未然也。民病寒疾，句义甚明。民病寒疾于下，"于下"二字实不成义。"甚则"云云，虽上文多有此例，然"下甚"二字连文，上文亦凡两见，云"息鸣，下甚"，云"肠鸣，反，下甚"。

一九二、木不及春有鸣条律畅之化。

又云：土不及四维有埃云润泽之化，则春有鸣条鼓坼之政。

按：后《五常政大论》篇云："发生之纪，其德鸣靡启坼。"《六元正纪大论》篇云："其化鸣紊启坼。"与此"鸣条鼓坼"，三文皆小异而义指似同。窃疑"鸣条"当作"鸣釁"，"鼓"亦当作"启"。上文云："水不及，则物疏釁。"《六元正纪大论》又云："厥阴所至，为风府、为釁启。"注云："釁，微裂也；启，开坼也。"然则鸣釁者，亦谓风过釁隙而鸣也。其作"条"、作"紊"、作"靡"者，皆讹字也。釁者，"衅（古字釁）"之别体。《方言》云："器破而未离谓之釁。"郭注云："釁，音问。"与"紊"音同，故讹为"紊"。校写者不解"鸣紊"之义，或有改为"鸣条"，（條，俗省作"条"，与"紊"形近。）"衅"俗又别作"釁"，钮树玉《说文新附考》云："釁，衅之俗字。""衅"

一变为麢，见唐《等慈寺碑》，再变为𪊨。《尔雅》《释文》"音，亡匪切"。与"靡"音近，则又讹作"靡"，古书传写，展转舛贸，往往有此，参互校核，其沿伪之迹，固可推也。

五常政大论篇第七十

一九三、其病摇动注怒。

邕按:"注"字无义,疑"狂"字形近之误。

一九四、其德柔润重淖。

邕按:"淖",疑"㳌"字形近之误。《史记·天官书》云:"其色大圜黄㳌。"裴骃《集解》云:"音泽。"故《六元正纪大论》此文两见,俱作"其化柔润重泽"是其明证。盖"㳌"实即"泽"之殊文,故《说文》《玉篇》《集韵》诸字书并有"泽"无"㳌",至《洪武正韵》始出"㳌"字,然其字已见《天官书》,又见《历书》,云"秭规先㳌",则不可谓非古有也。(《历书》借"㳌"为"嗥",而彼文在《大戴诰志记》作"瑞雉",无释,故司马贞《索隐》解为"子规鸟,春气发动则先出野泽而鸣"。特著"野泽"二字,似小司马意亦欲以彼"㳌"为"泽"也。)

一九五、火行子槁。

邕按:"子"字无义。王无注,吴崐注云:"槁,土干也。"然子属水,不属土。且上文已言"土乃暑",亦不必复举。若竟作"水"解,下文又云"流水不冰",亦复,且义反也。或改"子"为"于","火行于槁",亦不可通。且《素问》宋本"于"字多作"於",则不应误为"子"字矣。尝偶举以问潘甥和鼎(字味监,诸生。),答云:"此必

'干'字之误，'干'读为'旱'，'旱槁'即成义；或读为'乾'，'乾槁'亦成义也。"窃谓此说同一改字，颇较改'于'为胜。《小戴·月令记》云："大火为旱。"即"火行旱槁"之义矣。《庄子·田子方》篇陆释云："干本作乾。"欧阳询《艺文类聚·旱类》引《洪范五行传》云："旱之为言乾，万物伤而乾不得水也。"则读"干"为"乾"，即读"干"为"旱"矣。又，或曰"子"乃"芓"字之借。《说文·艸部》云："芓，麻母也。"字亦作"苤"。《尔雅·释草》云："芓，麻母。"谓麻母枯槁，故曰"芓槁"。此虽不改字，然义转不逮，姑两存之。

一九六、介虫不成。

邕按：此"介虫"盖本作"鳞虫"。上文既言"介虫静"，则不当复言"介虫不成"，此"介"之为误字固甚明矣，且"介虫不成"上文属"厥阴司天"，此则"阳明司天"，亦未合复叠也。以上文推之，曰"介虫不成"，曰"毛虫不成"，曰"羽虫不成"，曰"倮虫不成"，所未言者，"鳞虫不成"耳，则此"介虫"为"鳞虫"之误可知。又况凡言"不成"者，其在泉皆不举。如厥阴司天，"介虫不成"，在泉言"毛虫""倮虫""羽虫"，而不举"介虫"；少阴司天，"毛虫不成"，在泉言"羽虫""介虫"，而不举"毛虫"；太阴司天，"羽虫不成"，在泉言"倮虫""鳞虫"，而不举"羽虫"；少阳司天，"倮虫不成"，在泉言"羽虫""介虫""毛虫"，而不举"倮虫"；则此下文在泉言"介虫""毛虫""羽虫"，而不举"鳞虫"。于"鳞虫不成"，亦为合例，若作"介虫不成"，又失例矣。

六元正纪大论篇第七十一

一九七、民乃厉。

邕按："厉"，盖读为"赖"。古"赖""厉"多通。《史记·豫让传》司马贞《索隐》云："厉赖声相近。"《汉书·地理志》颜注云"厉读曰赖"是也。"赖"之言"嬾"也。《说文·女部》云："嬾，懈也，怠也。"上文云"气乃大温，草乃早荣"。是春气方交，故人意多嬾，此验之于身而可知，故曰"民乃嬾"。若依"厉"字义说，则如高世栻《直解》云："厉，亢厉也。"殆不确矣。《孟子·告子》篇云："富岁子弟多赖。"亦谓"子弟多嬾"也。

一九八、田牧土驹。

邕按：田土本以生五谷，今因洪水漫衍，致不能生五谷，而变为兽畜之所聚居，故曰"田牧土驹"也。《孟子·滕文公》篇述尧时洪水云："禽兽繁殖，五谷不登。"二句正可举证此'田牧土驹'之义。而王注云："大水去已，（似当作"已去"。）石土危然，若群驹散牧于田野。凡言土者，沙石同。"其说迂曲，必不可信。

一九九、少阴所至为高明，焰为曛。

邕按："焰""为"二字，似当乙。

二〇〇、有故无殒，亦无殒也。

邕按："有故"二字当句。"故"有"变"义，《荀子·王霸》篇杨注云："故，事变也。"《谷梁传》每"故"字与"正"字为对文。"正"者，"不变"也；"故"者，"不正"也，则"故"即"变"矣。俞荫甫太史《平议》以彼《传》文诸言"故"也，皆可训"变"是也。"有故"者，"有变"也。"无殒，亦无殒也"六字，文不成义，必有谬误。窃疑下"无"字本作"有"。盖治妇人重身（上文云："毒之何如？"按：《易·师卦》陆释引马注云："毒，治也。"《庄子·人间世》篇郭注陆释亦并云："毒，治也。"然则"毒之何如"者，犹上下文言"治之奈何"耳。），有不死亦有死，故曰"无殒，亦有殒也"。无殒亦有殒，正申明"有变"之义也。王注言"故，谓有大坚癥瘕痛甚不堪"，又谓"上无殒，言母必全；亦无殒，言子亦不死"。俱强解难信。

至真要大论篇第七十四

二〇一、痛留顶。

邕按："留"字于义可疑，或当"凶"字之形误。"痛凶顶"，犹下文言头项、凶顶、脑户中痛也。

二〇二、咳不止，而白，血出者死。

邕按："而"字疑隶书"面"字之坏文。"咳不止"为句，"面白"为句，"血出者死"为句。旧以"白血"连读，则血未见有白者矣。王注云："白血，谓咳出浅红色血。"亦明知血无白色，故以浅红色假借之。然浅红究亦当言"红白"，未当单云"白"也。《咳论》云"久咳不已"，使人多"面浮肿"。盖即此病面浮肿，则面必白而无血色矣。

著至教论篇第七十五

二○三、四时阴阳合之别星辰与日月光。

邑按："别"字疑当在"四时"上，"合之"二字属"星辰"读。

二○四、疑于二皇。

邑按："疑"当读为"拟（古字为擬）"。林《校正》引全元起本及《太素》正作"擬"，可证。拟于二皇，承上文"上通神农著至教"而言，则二皇必更在神农之上，盖庖牺、女娲也。司马贞《补史记·三皇本纪》，以庖牺、女娲、神农为三皇，是庖牺、女娲正在神农之上。去神农而言，宜不曰"三皇"，而曰"二皇"。拟者，正谓以神农足三皇之数也。王注乃云："公欲其经法明著（公，雷公。），通于神农，使后世见之，疑是二皇并行之法。"则以"二皇"为"神农""黄帝"，其说迂甚。盖误解"疑"字，又以为古帝王之通医者惟有"神农""黄帝"耳，而不知言"著至教"，正不必泥医言也。庖牺、女娲何必无"至教"，况又安知其不通医哉？后人或指"庖牺""神农"为此"二皇"，更无义。

二○五、雷公曰：臣治疏愈，说意而已。

注云：雷公言臣之所治稀得痊愈，请言深意而已。疑心已止也，谓得说则疑心乃止。

按：王读"臣治疏愈"句断，非经意也。此当以"臣治疏"三字为句，"愈说意而已"五字为句。"愈"即"愉"字之变体，《说文·心部》云："愉，薄也。"假借为"媮"，俗又作"偷"。《诗·唐风·山有枢》篇："他人是愉。"郑笺云："愉读为偷。"《周礼·大司徒》"以俗教安，则民不愉。"《公羊·桓七年》何注："则民不愉。"《释文》云："愉，本作'偷'。"是其证也。此"愈"亦当读为"偷"。《礼记·表记》郑注云："偷，苟且也。"《史记·苏秦传》云："臣闻饥人所以饥而不食鸟喙者，为其愈充腹而与饿死同患也。"《战国策·燕策》"愈"作"偷"。《淮南子·人间训》云："焚林而猎，愈多得兽，后必无兽。"《韩非子·难一》篇"愈"亦作"偷"。《国策》《淮南》"愈"字之义与此正同。盖雷公自言臣之治疾为术疏浅，但苟且取说己意而已。王氏失其句读，而曲为之说，不可通矣！

示从容论篇第七十六

二〇六、别异比类，犹未能以十全。

邕按："别异"二字今本作"则无"，似与上文黄帝问辞"若能览观杂学及于比类"为义合。（顾观光校云："比类，亦古书名"。）王注云："言臣所请诵《脉经》两篇众多，别异比类，例犹未能以义而会见十全。"注文"别异"二字似亦作"则无"为顺。言无比类犹未能，况及比类乎？故下文云："又安足以明之？""以十全"三字盖涉上文而衍。"十全"指治之功效言，故上文云："可以十全。"若此言"犹未能以义而会见十全"则指学问而非指功效，与上文"十全"之义歧出矣。两"十全"必不容异义也。且诸言"十全"者，如《征四失论》云"皆言十全"，《方盛衰论》云"诊可十全"，《解精微论》云"未必能十全"，《灵枢·邪气藏府论（病）形》篇云"上工十全九""中工十全七""下工十全六"，亦莫不指工效也。故疑此"以十全"三字涉上衍。

二〇七、公何年之长而问之少。

邕按："问"盖当作"闻"，涉下文"问"字而误。

疏五过论篇第七十七

二〇八、迎浮云莫知其际。

邕按："际"字当依《六微旨大论》作"极"。"极"字与上文"测"字、下文"式"字、"则"字、"副"字、"德"字为韵，若作"际"则失韵矣。王注云："际不守常。"殊无义。或本是"极不守常"，正未可知。林校云："详此文与《六微旨大论》文重"，又《六微旨大论》校云："详此文与《疏五过论》文重。"两校皆言"文重"，不言文异，则林所见本当尚未误"极"为"际"也。（朱骏声《说文通训》云："《素问·疏五过论》叶测、极、式、则、副、德。"则朱似尚曾见未误之本。）

二〇九、万民为副。

邕按："副"当读为"福"。"福""副"同声通借。《史记·龟策传》褚先生曰："邦福重宝。"裴解引徐广曰："福音副。"是"福"读为"副"也。此言"为万民副"，实即"为万民福"，是"副"读为"福"也。林校引杨上善云："副，助也。"则已不明假借之例，后人或训"功"，或训"全"，更杜撰可噗。下文云："诊必副矣。""副"亦读"福"，两字正相呼应。

征四失论篇第七十八

二一〇、帝曰：子年少智未及邪？将言以杂合邪？

注云："言谓年少，智未及而不得十全耶，为复且以言而杂合，众人之用耶？"

按：注说迂曲不可通。以文义推之，"杂（古字雜）"当为"离（古字離）"，二字形近，古多互讹。《周礼·形方氏》"无有华离之地"注，杜子春云："'离'当为'杂'，书亦或为'杂'。"下文"妄作杂术"《校讹》引古钞本、元椠本"杂"作"离"是其证。"言以离合"，谓言论有合有不合也。

二一一、更名自功。

咢按："更名"者，当是窃取前人之法而更其名目，与上文"谬言为道"，意义有别。吴崑注谓"变易其说"，非也。《素问》明言"更名"，不言"更说"，且"变易其说"，即"谬言为道"，于义亦为重复矣。"功"字当依林《校正》引《太素》作"巧"。"巧""功"于义皆可解，而"巧"与上文"道"字、下文"咎"字为韵，"功"则失韵矣。（已见顾观光校）窃取前人之法而更其名目，是以前人之巧为己巧，故曰"自巧"也。

方盛衰论篇第八十

二一二、是以春夏归阳为生。

邕按："春夏归阳"，疑当作"阳归春夏"。故下句云"归秋冬为死"，正与"归春夏为生"语偶。盖以"是以阳"三字领句，阳归春夏为生，阳归秋冬为死也。下文云："反之则归秋冬为生。""反之"者，反阳为阴也。此句一倒误，而下文亦不可通矣。

二一三、亡言妄期。

邕按："亡"字亦当读"妄"。"亡言"即"妄言"也。吴崑本正作"妄言妄期"。然一用借字，一用正字，古书亦自有此例，不必从作"妄"。而注家或因作"亡"，曲为"亡言"生义，则谬矣。《征四失论》云"妄言作名"，即此"亡言"。《管子·山至数》篇所谓"不通于轻重谓之妄言"，此其义也。

解精微论篇第八十一

二一四、忧知于色。

邑按：“知”当训“见”。《吕氏春秋·自知》论云“知于颜色”，高诱注云：“知，犹见也。”《管子·心术》篇云：“见于形容，知于颜色。”“知”与“见”互文耳。然则“忧知于色”者，谓“忧见于色”也。《左·僖二十八年传》云：“晋侯闻之而后喜可知也。”是“忧色”与“喜色”皆可云“知”。彼杜预解云：“喜见于颜色。”明亦诂“知”为“见”。

附录 《释骨》日本刻本影印

釋骨

吳江 沈彤 述

骨為身之幹其載於內經甲乙經者以十百數皆各有其
部與其形象然名之單複分總散見錯出能辨析而會通
者實鮮余方嗟其為學者之關適吳生文球從事經穴數
以是請遂與之詳考而條釋以貽之頭之骨曰顱其上曰
顛（亦作顛）曰腦蓋曰腦頂亦曰頂其會曰顖會（腦蓋乃謂頭
骨交會之腦蓋非指蓋）其橫在髮際前者曰額顱亦曰額
之全也玉篇訓頂門

釋骨

額之中曰顏曰庭其旁曰額角其前在眉頭者曰眉本在

一寄竹齋藏校

目匡上者曰匡上陷骨。眉間曰闕。其下曰□。極下極者目間也。眉目間亦通曰顏。五色扁云闕者眉間也。庭者顏也。闕下論察色之部云庭者首面也。闕上者咽喉也。闕中者肺也。是顏在闕上之上矣。衛氣扁云手陽明標在顏下。蓋謂挾鼻孔之脈穴。若顏但在闕上。則去鼻太遠。故自庭至下極皆也。說文亦訓顏爲眉目之間。

顏顴之旁嶄然起者曰頭角。亦曰角。左曰左角。右曰右角。經筋扁云足少陽之筋循耳後上額角交巓上。形按耳上。所云右角左角者。乃頭角也。故舊說以左右角爲額角。誤當。耳之後上起者曰耳上角。其前曰耳前角。亦曰角形曲。故又曰曲角。氣府論註周作角。今從之。巓之後橫起者曰頭橫骨。曰枕骨。其兩旁尤起者曰玉枕骨。其旁

下高以長在耳後者曰完骨[廿三]頭橫骨中央之下端曰顱際

銳骨顱亦曰頭之大骨自額顱而下[廿五]鼻之骨曰鼻柱曰明

堂骨其旁微起者曰鼻䪼[廿七]目之下起骨曰䪼其下旁高而

大者曰面頯骨亦曰顴骨[廿九]䪼骨曰大頯亦曰頯[通用]䪼頯古頯之下

端曰兌骨[銳字古兌骨][卅一]在耳前者曰關[關之上下也有名上關下關者謂在]下曲骨載頯在頷

謂在額之下也凡穴名與骨同者皆倣此[卅二]耳下曲骨

骨之際也凡穴名與骨同者皆倣此

後者言則兩旁為頷前為頷蓋從口內言之若從口外經無通稱故內經無通稱

者曰頰車曰曲頰曰巨屈曲亦作曲頰前斷而若逆者曰大

迎骨通回帀口頰下之骨曰或骨下當兩輔

釋骨

二寄所寄樓藏校

骨空論云或骨空在口□王大僕註云

謂大迎穴也。形按說文或卽域本字云或骨者以其骨在口頰稱象邦域之回帀也。其在顑者曰角。曰斷基口斷骨曰齒上曰上齒下曰下齒凡十有二牝齒曰牙而說文玉篇並以牙爲牡齒恐傳寫之訛上下各十。或八或九或十有二不齊也其最後生者曰眞牙其自齒左右轉勢微曲者曰曲牙氣穴論云曲牙二穴王註云頰端去曲牙甚遠恐非經意若指牙之近頰車者則其牙未嘗曲異生以二穴爲地倉地倉俠口旁四分正當牙曲處。足說牙之後橫舌本者曰橫骨自顱際銳骨而下骨三證吾說。節植頸項者通曰柱骨其隱筋肉中者曰復骨復當作伏張景岳云上曰上椎下起骨曰項大椎亦作項大椎之下二十一節

節亦曰傾作焦
誤頗亦作椎

通曰脊骨曰脊椎曰膂骨曰中膂第一節

骨曰大脊
生氣通天論云腎氣乃傷高骨乃壞王註云高
骨謂腰之高骨是高骨通謂腰間脊骨之高者

脊大椎形如杼故亦曰杼骨第十三節至十六節曰高

也論又云脊味過于臟大骨氣勞註云鹹歸腎也按腰為腎
府此大脊當在腰間即諸高骨也說者專指命門穴上一

節為高骨未盡
大脊其以上七節曰杼骨者則第八節以下乃曰脊

骨按此篇文體凡骨名相承說者下皆同上知脊本扮字形
傳寫致訛篇内又云上七節皆背骨而脊則上七節皆背骨
而膂骨自八節以下明矣又說文訓呂為脊骨訓背為脊

而訓脊則兼背呂亦一脊而分上背下呂之證又按氣穴
論云脊中膂兩旁各五穴註謂起肺俞至脊俞肺俞在第三
椎下兩旁是中膂左右者謂第三

椎至十四椎為膂之中也此又以背骨五節通稱為膂也

釋骨

三寄町寄樓藏反

附录　《釋骨》　日本刻本影印

末節曰尻骨曰骶骨。作骨骶恐文倒曰脊骶曰尾骶亦

曰骶曰尾屈曰橛骨曰窮骨其骨之扁戾者曰扁骨俠脊

骨第一節至十二節環而前斜下者二十四條皆曰肋媍

八則二十八條其在腋下而後乳三寸者曰胅胅骨五左

曰左胅右曰右胅其抱臂過乳而兩端相直者曰膺中骨

七。氣府論云膺中骨間各一王証云謂膺窗等六穴膺中各一王証云謂璇璣至中庭六穴形謂穴在骨

骨陷中各一王証云下間穴有六則膺中當七矣蓋乳上五乳下二也其在膺中骨之下及胅外者曰

脊骨曰脅肋胅及膺中骨之在乳下者亦通曰脅大論註至真要論註

云脅謂兩乳之脊骨之短而在下者曰橛肋三其最短俠下及胅外也

脊者曰季肋其槪肋之第三條曰季脅脅凡脅骨之端通曰室

脅支亦曰支脅支端之相交者曰骹 張景岳以脅下之髀骨爲骹下字誤 骨爲骹下字誤

中骨之上自結喉下四寸至肩端前橫而大者曰巨骨其

半環中斷者曰缺盆骨在肩者曰肩上橫骨在肩端者曰

骹骨餘以候髑骺形按此骼骨乃謂缺盆兩旁之端即

師傳篇云玉藏六腑心爲之主缺盆爲之道骼骨有

肩端骼骨也蓋髑骺本薣心之而缺盆卽心藏之道骼骺之於

上爲髀中陷骨缺盆骨之旁爲肩端髀中陷骨之於缺

盆骨髑骺之於肩者曰肩上橫骨在肩端者曰

候髑骺骺也然則帶骨之爲肩端骨信矣舊說以

骺之端則以端候至有以髑作髑而訓爲髖骨者尤誤

曰髑骨曰肩前髑微起者曰小髑骨小髑愛之前岐出者

釋骨

寄所寄樓藏板

曰肩端上行兩叉骨缺盆外伏頸旁雍肉□上者曰柱骨曰

缺盆外骨其骨即肋骨之第一條也肩後橫骨曰大骨其

在旁者曰曲腋上骨曰肩髆姑大骨其成片被肩垂背者

曰肩甲亦作胛下同□經脈篇所云別下□曰肩髆亦曰髆

曰肩甲貫胛者胛乃胛之誤字故不列

肩甲之在上屈折者曰肩曲甲其近小髃骨者曰肩中央

曲甲當膺骨兩端中陷下者曰膺中陷骨陷骨下蔽心者

曰髃骭曰鳩尾曰心蔽骨曰膽前蔽骨髃骭直下橫兩股

間者曰橫骨曰股際骨其中央兩垂而壓陰器者曰曲骨

陰器之後續䐃腸而綴骶端者曰陰尾骨骶之上俠脊十

七節至二十節起骨曰腰髁骨曰兩髁其旁臨兩股者曰

監骨曰大骨曰髂一身之伸屈司焉故通曰機關關之旁

曰髀樞亦曰樞機者髀骨之入樞者也自肩兩旁而下在

肘以上者曰髆骨肩與髀之會於前廉者曰肩端兩骨其

會於後者曰肩曲甲下兩骨髆者大髆也在肘以下者曰

臂骨臂骨二上曰上臂下曰下骨也其在肘者曰肘骨

曰肘大骨曰肘外大骨者本輪篇甲乙經所云肘內大骨者內乃外之訛字故不列其內

微起者曰肘內銳骨合其大者銳者曰肘內側兩骨肘大

骨之上兩起者曰肘外輔骨髆骨之在外者曰髆外兩骨

釋骨

附录 《释骨》日本刻本影印

其在內近腕者曰關。穴有名內關外關者以此至本輸篇
所云掌後兩骨者骨乃謂之訛字故

列不若難經之所謂關則上骨內端之微高者也其下骨外

端起者曰手外踝亦曰踝外踝前微起者曰腕骨 作宛亦曰
腕

腕中兌骨亦曰銳骨其又前者曰腕前起骨束掌者曰掌
腕

束骨掌束骨之後廉微起者曰掌後兌骨 舊說以手大
踝當之誤

揣本節後起骨曰壅骨 邪客篇論手太陰之脈云內屈與
諸陰絡會於魚際伏行壅骨之下

外屈出於寸口而行是壅骨固在魚際旁寸口前舊說謂即掌後高骨誤

大揣歧骨其與次指合形如谷故又曰合谷兩骨自兩骸
骨空論云

而下在膝以上者曰髀骨曰殿骨其直者曰楗 輔骨上橫

130

附录 《释骨》 日本刻本影印

骨下為捷是捷卽髀骨之直者也又考枯骨象髀樞在關

旁納機不在機端而說者名髀骨為髀又以為在捷

骨下。髀。

誤甚。其斜上俠髖者則所謂機也。在膝以下者曰髀骨。亦

髀作骭者。小股也。亦曰足髀。

乙經所集髀亦作脛蓋同。

不可分也。脛與髀蓋同。

膝解為骸關王註謂在膝外髌上下之輔骨

蓋名關本取兩骨可開闔之義故指骨解與兩骨並通餘

俠曰股樞。一作樞股

曰輔骨。內曰內輔。外曰外輔。其專以骸上為輔者。云骨空論

此曰股樞。恐文倒。亦曰樞。蓋膝之骨曰膝髕俠膝之骨

說文訓髀為脛希然也內經皆通

為輔下乃則膝旁不曰輔而曰連骸上者脛之上端也

上之訛也。

刺腰痛論云。成骨在膝外廉。

髀外廉起骨成骭者曰成骨。之骨獨起者形按膝之上下。

釋骨

六寄祈寺樓藏版

十

內外皆以髖爲斷成骨旁髁骨之端不至髁

上旁膝乃髁之證也成一作盛亦誤

髁內曰內髁外曰外髁上細而短附髁者曰絕骨兩

踝後在踵者曰跟骨在內踝之後屬內踝下者曰內踝下

後宛宛者曰腕骨其在內側如核者曰核骨作覈亦足外側

前起大骨曰然骨足大指岐出者曰大指岐骨大指本節

大骨曰京骨京骨之前當小指本節後者曰束骨小指次

指岐出者曰足小指次指岐骨足上曰跗其外側近踝者

曰踚踽恐文倒屬踚凡肘腋髀髖兩端相接骨通曰機關亦

曰關者也穴有名髀關者以其正直髀關之前故耳髖之

開即骸 手足腕兩端骨亦通曰關
開也

龍眼
余謹查冊中之押菜
吳氏所辨與龍眼之
圖其合恐一葉戲問也

我師馬塲先生所著草
木正譜中所辨ノトロへ
ニレムナラン

橈骨

釋骨一卷乾隆庚子歲吳江沈冠雲著周
官祿田芳所附刻其釋分部形象王安道
小易賦窬一玉折骨分經遠不及也奈何
儒流屬諸升毫醫家鮮有知者焉余幸從
永壽院架藏中而借抄以授厥氏俾後事
我業者有所稽攷云
寬政戊午仲秋日
江都法眼侍醫兼醫學針科教諭山崎宗運識

釋骨一卷 浙江巡撫採進本

國朝沈彤撰彤有周官祿田考已著錄兹編取內經
所載人身諸骨參以他書所說臚而釋之中閒多
所辨正如謂經筋篇足少陽之脈循耳後上額角
額字乃頭字之譌謂曲角之角經文刊本皆誤作
周攟氣府論註改定謂額字說文作顑與顊同訓
顊蓋自口內言之如從口外言則䫑䫳爲額額前
爲頤兩不相儷故內經無通稱者即或骨之或乃
古域字引說文爲證謂齒數奇當爲牡偶當爲牝

釋骨　　　　　一

〔奇觚寄樓藏校〕

說文玉篇並以牙爲牡齒恐誤謂曲牙二穴俠尸

旁四分王冰以爲頰車穴恐非經義謂高骨通指

脊骨不專指命門穴上一節謂膺中骨六穴穴在

骨關則骨當有七謂張介賓誤以脅下爲骹謂骸

骨卽肩端骨謂經脈篇斜下貫胛之胛乃胂字之

譌謂本腧篇肘內大骨內字乃外字之譌謂掌後兩

骨骭字乃筋字之譌謂掌後兌骨非手髁謂雍骨

在魚際旁寸口前非掌後高骨謂樞卽髀骨之直

者謂骨空論頄下爲輔下字乃上字之譌謂刺腰

瘔論。或骨在膝外廉膝字乃骭字之譌其考證皆
極精核。非惟正名物之舛。並可以紏鍼砭之謬已
載入所著果堂集此其別行之本序稱爲吳文球
講明經穴而作則其本旨以談醫而起今附存其
目於醫家焉。

右出乾隆欽定四庫書目釋骭刻成之後偶觀末。
因抄出而附載於簡末以資攷據焉。山崎宗運重

識

釋骨

乙寄所寄樓藏板